魅力行動学®
看護教育と実践

古閑博美 編著

学文社

はしがき

　看護の魅力行動学®として本書を企画し，このたび，刊行の運びとなった。医師，看護師，鍼灸師，そして教育に携わるものが，「魅力行動」をキーワードもしくは念頭におき，それぞれの立場，関心領域を踏まえて看護教育および看護の実践に必要なことがらを執筆した。

　本書は，看護師の国家資格を取得する目標を持つ学生と，社会に出て看護師として働く人たちに手に取っていただけるよう，一般教養および専門の見地からわかりやすく述べた。仕事に必要な実務能力と豊かな人間性を兼ね備えた，魅力ある看護師を育成する一助となれば幸いである。

　職業に就く者は，学生時代からキャリアについて考えたい。社会人，そして職業人として自立し，自律的に過ごすためには，若いときから自己のキャリア形成を真摯に考えたい。本書で，魅力行動力は看護師のキャリアを支援し，補強するものとして提示している。

　「魅力行動学®」は，本書を企画し編集した古閑が命名したもので，いまだ一般的に認知されているとも学名として確立されているともいえないが，魅力行動学会を設立し，研究と啓発活動を行っている。魅力行動学®は「さまざまな出会いを通して魅力的な自己形成と人間関係を求める行動の学」（1996）のことで，「徳育・体育・知育・食育・技育・遊育・美育」の7つの教育的観点から「行動の質・量・形・意味に魅力を付与した行動」を「魅力行動」と定義した（2001）。魅力行動力，礼儀作法や廉恥心（れんちしん）といった，人ならではの身体作法および心の働きとなる心力に注目している。

　本書は第1部看護教育と魅力行動学®，第1章「看護と教育」，第2章「魅力行動力を形成する看護学教育」，第3章「看護の魅力行動」，第4章「医療事故対策におけるリスク・コミュニケーション」，第2部看護実践と魅力行動学®，第5章「癒しと安らぎの魅力行動」，第6章「看護師と患者のコミュニケーション」，第7章「現場で学ぶ看護観と教育観」，第8章「〈いやしの振る舞い学〉を工夫する」から成る。

第1章から，あるいは関心のある章から読むなど，自由に読み進めることができる。また，提示した参考図書等からも学習を深めていただければ幸いである。

　本書の草花のイラストは田島秀夫氏による。田島氏のご好意に感謝いたします。出版をお引き受けいただいた学文社と，企画の段階からお世話になった編集部長の稲葉由紀子氏に執筆者一同心よりお礼申し上げます。

　2009年初春を寿ぎながら

編著者　古閑博美

も く じ

第1部　看護教育と魅力行動学®

第1章　看護と教育　　　10
第1節　人間と生活の理解　　　10
1　人間の成長と教育　　　10
2　人格形成とコミュニケーション力　　　12
第2節　教育の目的　　　14
1　継続は力なり　　　14　　2　看護と教育　　　20

第2章　魅力行動力を形成する看護学教育　　　29
第1節　看護学教育の目的と看護師に求められる能力　　　29
1　看護学教育の目的　　　29　　2　看護職者への社会の期待　　　30
第2節　看護を学ぶことの魅力　　　33
1　看護と自己実現　　　33　　2　看護職の魅力　　　33

第3章　看護と魅力行動　　　37
第1節　礼に始まり礼に終わる魅力行動　　　37
1　礼儀と魅力行動　　　37　　2　あいさつと魅力行動　　　43
3　プロフェッショナルの魅力行動　　　48
4　お辞儀と魅力行動　　　50　　5　笑顔と魅力行動　　　51
第2節　日本文化に学ぶ魅力行動　　　53
1　茶道に学ぶ　　　53　　2　接心に学ぶ　　　56
3　武士の作法に学ぶ　　　58
第3節　実務と魅力行動　　　60
1　業務の分類と種類　　　61　　2　仕事と身だしなみ　　　61
3　仕事の進め方　　　64　　4　説明義務と守秘義務　　　71

第4章　医療事故対策におけるリスク・コミュニケーション　　　75
第1節　医療事故防止対策の基本　　　75
1　リスクとリスク・マネジメント　　　75
2　医療現場でのリスク・マネジメント　　　76

第2節　リスク・コミュニケーションの重要性　　　　　　　77
　　　1　患者─医療従事者間のコミュニケーション　　　　　78
　　　2　医療チームにおけるコミュニケーション　　　　　　80
　　　3　医療過誤と係争予防への視点　　　　　　　　　　　81

第2部　看護実践と魅力行動学®

第5章　癒しと安らぎの魅力行動　　　　　　　　　　　　　84
　第1節　看護と「看護の原則」　　　　　　　　　　　　　84
　　　1　看護とは　　　　　84　　2　看護の実践に必要な理論　85
　第2節　療養環境への配慮　　　　　　　　　　　　　　　88
　　　1　看護における魅力行動　89　　2　音や言葉への配慮　　90
　第3節　看護の「看」は手と目　　　　　　　　　　　　　93
　　　1　「看護」を実践する　　93　　2　身内の看病を体験して　96
　第4節　教科書には載っていないケアの発見　　　　　　　99
　　　1　個別の看護　　　　　　　　　　　　　　　　　　99
　　　2　看護における魅力行動のために　　　　　　　　　102

第6章　看護師と患者のコミュニケーション　　　　　　　108
　第1節　コミュニケーションと指導　　　　　　　　　　108
　　　1　看護とコミュニケーション　108　　2　療養指導　　111
　第2節　病室管理と緊急事態への対応　　　　　　　　　114
　　　1　病室管理　　　　　114　　2　緊急事態への対応　116
　第3節　看護教育に活かすナラティブ　　　　　　　　　120
　　　1　ナラティブとは　　120　　2　EBNとNBN　　　122
　　　3　「語る」ことの意味　　　　　　　　　　　　　　123
　第4節　「物語」を聴く看護師　　　　　　　　　　　　125
　　　1　「語り」を支える聴き手の姿勢　125　　2　個人がもつそれぞれの物語　127

第7章　現場で学ぶ看護観と教育観　　　　　　　　　　　130
　第1節　専門職としての看護職　　　　　　　　　　　　130
　　　1　看護教育の課題　　130　　2　患者を幸せにする看護　131
　第2節　看護に従事するとは　　　　　　　　　　　　　131
　　　1　看護学校時代　　　131　　2　立場の違いによる学び　132

        3　症例別看護　　　　　　　　　　　　　　　　　　136
    第3節　学校教育に携わる　　　　　　　　　　　　　　142
        1　准看護学校で働く　　142　　2　看護学校で働く　　143
    第4節　看護観と教育観　　　　　　　　　　　　　　　144
        1　看護観　　　　　　　144　　2　教育観　　　　　146
第8章　〈いやしの振る舞い学〉を工夫する　　　　　　　　　149
    第1節　同じ「いやし手」として　　　　　　　　　　　149
        1　いやしとは　　　　　150　　2　「いやしの心」を育てる　　153
    第2節　〈いやしの振る舞い学〉の発想　　　　　　　　156
        1　〈いやしの振る舞い学〉とは　　　　　　　　　　156
        2　姿勢やからだの動きにある共通の法則　　　　　　157
    第3節　看護とは「みまもる」こと　　　　　　　　　　159
        1　「みまもる」視線,「みはる」視線　　　　　　　159
        2　気を放つ　　　　　　　　　　　　　　　　　　160
    第4節　在宅療養者の往療の現場から　　　　　　　　　164
        1　アルコール依存症をみまもりながら　　　　　　　164
        2　手当てにつながるからだの触れ方　　　　　　　　166
        3　からだとからだとで対話する　　　　　　　　　　168
        4　患者の〈ひびき〉を聴く　　　　　　　　　　　　171
        5　気持ちを動かし,からだを動かす　　　　　　　　172

第1部　看護教育と魅力行動学®

第1章　看護と教育

第1節　人間と生活の理解

　私たちは，"ひと"として生まれた瞬間から社会の一員となる。文化，行動，慣習などを身につけ，制度や法律などの保護のほか，ときには拘束を受けながら社会生活を送っている。

　社会では，自立的に生きるため，成長過程での，社会生活力を身につけ幅広い知識や技術を習得し，人格形成に資する教育体験が必須である。

1　人間の成長と教育

　私たちは，有限の人生を生きている。それは，生命活動が途切れない限り続く。生には過去も未来もない。今ある命だけが自己の存在を保証するものである。生命活動が消滅した時点で人としての生涯を終える。

　"人となる""人として成長する"には教育的関与が不可欠であり，それは，他者とのかかわりなくして成立しない。自他の存在やありようを理解することは，人間を，そして生活を理解する手がかりとなる。

(1)　看護学生と教育学

　人としてどう生きるかは，どの時代のどの人たちにとっても悩ましい問題であり，挑戦するに値する。ゴーギャン（P. Gauguin 1848-1903）は，画家として「われわれはどこから来たのか　われわれは何者か　われわれはどこへ行くのか」と問うた。ゴーギャンは，貧困や病気に悩まされたことは知られている。

　健康だからといって悩みがないとはいえない。ましてや，病いを抱えて生きる人たちの悩みには想像もつかないものがある。健康な人たちであっても日常的な配慮は必要だが，病人や鰥寡孤独（妻のいない男，夫のいない女，親のいない子ども，寄る辺のない老人），障がい者，難民などに対する配慮はよりいっそう必要とされる。

健康とは心身の一時的な快適な状態をいい、疾病に罹らない人は皆無である。病いは生きにくい条件となって人びとを悩ませ苦しませる。病いはだれにとっても無視できない対処すべきことがらである。急性か慢性か、短期的か長期的かは病状にもよるが、その不快さや苦しみを経験しない人はいないのである。

だが、病いは憎み恐れるべき存在というだけに終わらないのであって、人類は疾病から多くを学んできた。医療従事者は、病気に学ぶなか、意識的・無意識的に病人から教えを受けている側面がないとはいえない。相手に寄り添う態度や、おかれている状況に思いをいたすなどの行為は、高度なコミュニケーション力と心力（心のはたらき。精神の活動力）を要する。

全人教育というが、教育には、人間理解に基づき、教育対象の人を丸ごと育てる取組みが求められる。教育する側の恣意的な意図を優先するのではなく、被教育者がすこやかに成長することへの喜びや責任が基盤になければならない。病人への教育的関与も同様ではなかろうか。看護師には、病人の快癒を主眼とする教育的働きかけが期待される。

(2) 教育と教育学＋魅力行動学®

看護学専攻の学生は「教育学」を学ぶ。ときどき、学生から「看護学専攻の私たちになぜ教育学が必要なのですか」という質問を受けることがある。ある学校の授業の目的は、「教育の概念について理解し、教育学の基礎的知識を学び、看護の機能のなかで教育的働きかけのできる基礎的能力を修得する」である。

看護師には、教育的観点で人を理解したり人と接したりする能力が必須である。それには、人を、生物学的・社会的・文化的・行動的など多面的な観点から"ひと"としてみることである。教育は、人間のさまざまな可能性を生かしこそすれ、つぶすようなことがあってはならない。

「教育」は、辞書には「教え育てること。人を教えて知能をつけること。人間に他から意図をもって働きかけ、望ましい姿に変化させ、価値を実現する活動」（『広辞苑』第五版）とあり、「教育学」は、「教育の本質・目的・内容・方

法・制度など，教育に関する総括的学問。日本では1883年（明治16）伊沢修二が初めて『教育学』を刊行」（同）とある。つまるところ，教育とは，命をすこやかに育むこと，本来の生を尊重し，まっとうすることの大切さを教え伝えることにほかならない。看護師は，それを，看護学，看護精神・技術等を通して実現しようとする人たちであるといえよう。

「教育学」を担当するにあたり，学生が興味を引く実践的な授業をと，「魅力行動学®」を加味して講義している。「魅力行動学®」は，「さまざまな出会いを通して魅力的な自己形成と人間関係を求める行動の学」と定義し（古閑［1996］14頁），魅力行動は「行動の質・量・形・意味に魅力を付与した行動」である。魅力行動学®が提唱する「さささ親切」（さっそく親切・さわやか親切・さりげない親切）は，日常的に実践することで魅力的な看護に結びつく。それは，看護の安心・安楽に役立つ行動である。

2　人格形成とコミュニケーション力

教育は人を育てることを目的とする。看護師としてふさわしい人格形成は，学生時代から取り組むべきこととなる。臨地実習で，「患者さんとのコミュニケーションがうまく取れない」と言って挫折する学生がいるが，それを克服し目標に向かって前進するためにはコミュニケーション能力を涵養するしかない。すぐにあきらめるなど，安易な態度では看護師としての適性さえ疑われかねない。

同年輩の人たちとだけ交際するのでなく，幅広い年代，国籍や性別などを問わず交流する積極的態度を涵養したい。それは，"出会い"を自ら求める態度である。

(1)　身の回り30 cmからはじめる魅力行動

社会的経験となる"出会い"の範囲が狭まっている。乳児に接触したことがなく「赤ちゃんはぐにゃぐにゃして気持ち悪い」と言う若者，高齢者に日常的に触れた経験がないため，「食事の量を按配して」「背中を叩くときは加減して」「湯加減を適当に」などと言うと混乱をきたす人がいる。「適当」や「按配」，「加減」が身体計数として身についていない人が増えている。看護師が背

第1章　看護と教育　13

中を叩いたら患者の肋骨が折れた，入れ歯が飛んだ，などという笑えないケースがある。

いまや，あらゆる分野で，なにごとも科学的に処理し，数値を拠り所に判断し実施する態度が優先されるようになってきた。だが，便利な機器に頼るだけでは不足であろう。たとえば，温度計が壊れていることがあるかもしれない。自分の手で湯の温度を確認しなかったばかりに，誕生したばかりの赤ん坊を死なせた医療事故があった。機器にはメンテナンス（維持，管理），人間には五感を研ぎ澄ます訓練が必要である。

近年，医療現場では，医療費の不払い，院内暴力が問題となっている。生育文化が異なれば，日本人同士であっても理解が困難なことがある。教育した，あるいはしなかった結果，身勝手で非常識な人たちが増えたといわれる。医療現場は社会の縮図であり，看護師は看護力を高めればよいというわけではない。院内環境を病院としてふさわしいものにするためにも，問題発見・解決能力，そして心力が必須である。

「患者第一」「患者満足」とは，相手の文化，習慣を尊重し，個別の事情に配慮する態度のほか，法令順守が基本である。説明は要点を押さえて簡潔に行うほか，ことと次第によっては微に入り細に入り，または繰り返し行いたい。

行動や態度として，"身の回り30cmからはじめる魅力行動"が有効である。「3Vの法則」（A.メラビアン）は，話し手が聴き手に与える印象をつぎのように示している。視覚情報は55％で，人は見た目の印象に左右されやすいといえる。なにかを伝える，もしくは説明するためには，その重要性を踏まえたうえで，話し手に情報伝達能力があることが要件となる。

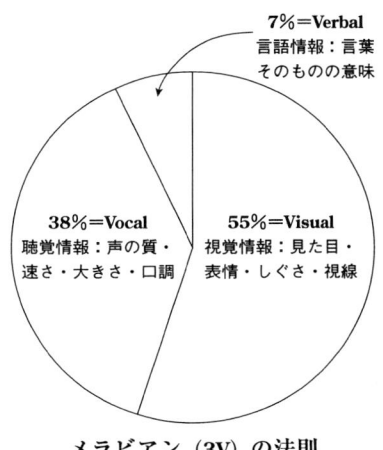

メラビアン（3V）の法則

(2) 自己教育力を高める

　人間と生活を理解するには、「生死」「心身」についてはむろんのこと、「社会」「政治」「経済」「行動」「文化」「歴史」「自然」「仕事」など、幅広い分野を学ぶ必要がある。軽重多少の差はあるが、人生には困難がつきものであり、だれもそれを避けて通ることはできない。困難を少しでも軽減し改善することは、人類の課題であり使命である。

　「人は不完全な死体として生まれ、完全な死体になるのだ」（寺山修司〔1935～1983〕）という言葉があるが、不完全な生の先に完全な死があるのは自明である。しかし、日常、死を視野に入れて生きている人ばかりではない。看護学を修学する者は生死の事実から目をそむけてはならない。胎児の時代、そして、誕生から臨終までが生命活動期間となる。とくに、誕生後の期間をどのように過ごすかは、だれにとっても無視できない関心事となる。

　看護の先人たちの看護をどのようにとらえ、どのように取り組んだかを学ぶことからも、看護職に就く心構えや職業観が養成される。教育には、他からの働きかけのほか、自発的な自己への働きかけがある。人には、自ら学ぼうとする態度が備わっているとはいえ、陶冶(とうや)するのは教育である。看護師として自立し自律的に生きるためには、自己教育力を高める必要がある。

第2節　教育の目的

　学校は職業に必要な技能・技術・知識を学ぶ学校と、人間性を高める（教養）ための学校とに大別される（齋藤［2006］15頁）。いずれも「だれに、どの時点で、なにを、どのように、なんのために、いかに教えるか」が問題である。学習者は、学んだことをいかに実行するか、自己の責任において決定する力を身につけたい。学習をより深めたい人は、学習の場を広げることが、学習の継続や学習機会を得ることを可能にする。

1　継続は力なり

　学習であれ仕事であれ、ものごとを成し遂げたいと思うなら地道な努力が不可欠である。「継続は力なり」というが、"聞く力"一つとってみても、簡単に

身につくものではない。そこに，発達段階や状況に応じた適切な教育的関与があるのが望ましいこととなる。

(1) 聞く態度を養う

　看護学生は，「傾聴」について学ぶ機会が多い。傾聴の基本は，敬聴の態度にある。「聞く」ことは，場合によっては「見る」以上に大切とされる。「聞く」とは，通常，相手の声を自分の耳で聞くことと理解される。はたしてそれだけであろうか。昔から，「見るは聞く」「聞くは見る」「言葉は毛穴から入る」という言葉がある。視覚器官に障害がある人には「音」が重要な意味をもつ。彼らには，しばしば，相手の声を聞き分けるだけでなく，人柄や，話が真実かどうかまで判断する能力が発達するといわれる。視覚器官が機能しているがゆえに，逆に見落とすことがある。

　人の話に耳を傾け聞く態度には，謙虚さや知性が必要だ。仏教には「聞慧(もんえ)」という言葉がある。「聞く」態度の形成は，たとえば，①知識や情報を得ることができる，②自分を見直すことができる，③よりよい知恵が浮かぶことがある，④聞く態度が認められ引き立てられることがある，⑤相手の心を開くことができる，などの利点がある。「聞く」は，ほかに「聴く」「訊く」などを遣う。

　しかし，看護師にとって，傾聴するだけでは仕事は完成しない。その先に期待されているのは，考えて実行する態度である。「聞く」ことは「耳」という器官を働かせることであるが，"全身を耳"にして聞くことは看護に必要な態度となる。

　「耳」のつく熟語で，看護の教養に必要な言葉をあげる（『新明解漢和辞典』第二版）。

耳力(じりょく)：耳の聞く力。聴力。　　耳学(じがく)：耳学問。他人から聞きかじった知識。
耳朶(じだ)：みみたぶ。みみ。　　耳辺(じへん)：耳のそば。
耳熟(じじゅく)：耳に聞き慣れる。耳なれる。
耳耳(じじ)：多いさま。盛んな様。　　耳聾(じろう)：耳が聞こえなくなること。
耳語(じご)：耳に口を寄せて話すこと。耳打ち。ひそひそ話。

耳垢（じこう）：＝耳脂。耳くそ。
耳目（じもく）：耳と目と。聞くことと見ることと。見聞きしたことを告げ知らせること。人の注意，注目。
耳食（じしょく）：聞きかじり。人の言うことをそのまま信用すること。
耳順（じじゅん）：他人のどんなことばでもすなおに受入れられること。60歳の異称。×逆耳。
耳提面命（じていめんめい）：親切に教える形容。人の耳をひきよせて言いきかせ，まのあたり教える。

　身体の部位を用いた語は，「耳語」のほか「眼語」（めくばせ。目語），「口語」がある。「口語」は耳熟した言葉だ。

　社会人になっても教育されるなんて真っ平，という人がいる。しかし，社会は常に変化し続け，科学技術は日進月歩である。新製品を使うもしくは使わないなど判断を下すうえで，また，日々押し寄せる情報の波に飲み込まれないためにも，教育的環境を整備し賢く生きたい。それは，自分や他人の身を守ることに通じる。教育は人の一生を左右するといってよく，無知は人間を不幸に落としかねない。

　日本では，成長過程で，生きること，働くこと，食べること，学ぶこと，交際すること，遊ぶこと，作ること，想像すること，生み出すこと，休むことなど，人間のあらゆる営みについて考え実行する機会を保証されている。諸科学を学ぶなか，自分の立つ瀬を考える手助けをするのが"教育"であり，学問としての"教育学"である。人とはどのような発達を遂げる生物か，人間らしいとはどのようなことか，人の価値とは，人として生きるとは，といったことがらについて学びを深めたい。

(2) 人生区分

　人間について考え，人生を学ぶのは教育のなせるわざである。つぎに発達段階や年齢区分を紹介する。

　☆イシドルス（Saint Isidore of Seville　神学者　560頃～636）の年齢区分と意味（田中秀央編『羅和辞典』研究社　1966年より）

①　幼児 infantia（0〜7歳）　訥弁（とつべん），話題乏しきこと，子ども（らしきこと）

② 子ども pueritia（8～14歳）　子どもたること，少年期
③ 青年 adolescentia（15～28歳）　乙女，処女
④ 若者 iuventus（29～50歳）　捜索，発明，発見
ライフ・クライシス（人生の危機）が生じるのはこのころとされる。
⑤ 熟年 gravitas（51～70歳）　重荷，重要，力，品，圧迫，煩労（はんろう），厳格，鈍重
⑥ 老年 senectus（71～?歳）　老人，厳格
⑦ 老衰 senium（?～?歳）　老弱，悲嘆，苦痛

☆エリクソンの発達段階（Erikson. E. H. 1902～1994）

エリクソンの発達段階

発達段階	心理・性的な段階と様式
Ⅰ　乳児期	口唇-呼吸器的，感覚-筋肉運動的（取り入れ的）
Ⅱ　幼児期初期	肛門-尿道的，筋肉的（把持-排泄的）
Ⅲ　遊戯期	幼児-性器的，移動的（侵入的，包含的）
Ⅳ　学童期	「潜伏期」
Ⅴ　青年期	思春期
Ⅵ　前成人期	性器期
Ⅶ　成人期	（子孫を生み出す）
Ⅷ　老年期	（感性的モードの普遍化）

（E. H. エリクソン『ライフサイクル，その完結』村瀬孝雄・近藤邦夫訳　みすず書房　1989年　34頁）

☆古代インドの四住期の考え方　[（　）は古閑]
① 学生期（がくしょう）（学習し身体を鍛える成長期）
② 家住期（かじゅう）（仕事や家族を持つ充実期）
③ 林住期（りんじゅう）（仕事や子育てが一段落し生き甲斐を探す冒険期）
④ 遊行期（ゆぎょう）（臨終期）（死を身近に考え心の豊かさを目指す安定期）

☆季節による人生区分
① 青春　ものみな萌（も）えいずる
② 朱夏　ものみな燃える

③ 白秋　ものみな静まる
④ 玄冬　ものみな納まる

☆長寿の賀
① 還暦（かんれき）　60歳
② 古希（こき）（古稀）70歳
③ 喜寿（きじゅ）　77歳
④ 傘寿（さんじゅ）　80歳
⑤ 米寿（べいじゅ）　88歳
⑥ 卒寿（そつじゅ）　90歳
⑦ 白寿（はくじゅ）　99歳
⑧ 茶寿（ちゃじゅ）　108歳

☆孔子（中国春秋時代の学者，儒家の祖，前551？～前479）の人生の転機となった年齢
① 志学（しがく）　15歳　学問に志を立てた年齢
② 而立（じりつ）　30歳　学問で自立できたと思った年齢
③ 不惑（ふわく）　40歳　心に迷いがなくなったと思った年齢
④ 知命（ちめい）　50歳　自分がなにをすべきか自覚した年齢
⑤ 耳順（じじゅん）　60歳　他人の話に素直に耳を傾けることができたと思った年齢
⑥ 従心（じゅうしん）　70歳　礼を踏み外さずに自分の生き方ができるようになった年齢

☆マズローの五段階
マズロー（Maslow, A.H.）の基本的欲求（人間の動機に関する五つの分類）
① 生理的欲求（生命維持に関する欲求）
② 安全の欲求（安定と安全を求める欲求）
③ 所属と愛の欲求（社会性への欲求）
④ 承認の欲求（自己への承認・尊重・尊敬などへの欲求）
⑤ 自己実現の欲求（高次な価値を求める成長欲求）

☆生命のパターン
① 積み上げ式で作られる

② 鎖になっている
③ 内側と外側がある
④ 少数の主題を元に数々の変奏曲を奏でる
⑤ 情報によって組織化されている
⑥ 情報のかき混ぜで種類を増やす
⑦ 間違いによって新しいものを創り出す
⑧ 水あっての存在である
⑨ 糖で動いている
⑩ 循環する
⑪ 利用するものすべてをリサイクルする
⑫ 代謝で存続している
⑬ 最大より最適に向かう
⑭ 日和見主義である
⑮ 協力的な枠組みの中で競争している
⑯ 互いに関係し合い,依存し合っている

(M.ホークランド,B.ドットソン『Oh! 生きもの』中村桂子・中村友子訳 三田出版会 1996年)

つぎに,人間の寿命について触れた一節を紹介する(曽野綾子『愛と許しを知る人びと』新潮文庫,113頁)。

　ギリシャ語で,人間の「寿命」のことをヘリキア,というが,それは同時に,「背丈」とか「その職業に適した年齢」とかいう意味を含む言葉である。つまりギリシャ人の考えによれば,人間が自分でどうにも自由にできないことは,いわゆる死の時期,自分の背丈の寸法,そしてこの「運動選手なら運動選手に適した年齢」の三つだと思われていたのである。

　社会では,しばしば年齢が問われる。学齢期や,年金の受給資格のように法律で定められている年齢のほか,なにかに適した年齢があると考えられている。オリンピックに出場したいと思うなら,種目にもよるが,早い時期から計画的に鍛錬(たんれん)しなければならない。スポーツといわず職場でも,安全や能力など

の観点から従事するうえで年齢制限を設けているところがある。

　日本は高齢社会となり，健康不安・障害を抱えた高齢者が無視できない。「無病息災」のほか「一病息災」というように，病人だから短命ということはない。しかし，健康なまま生涯を閉じることができると思うのは幻想でしかないだろう。人生には，年齢に左右されずできることもあれば，「年齢」が立ちはだかることもある。

　文明が発達するなか，自然に反する生き方が可能になった。たとえば，朝起床し夜就寝する，という生活パターンにとらわれない人びと，自分の寿命を自己決定してしまう人などである。めまぐるしく変化する社会に対応できる人もいれば，変化についていくことができずその場を離れていく人もいる。

　教育は学校だけで行うものではなく，家庭や地域，社会，企業などで行われている。そのことに気づくうえで，一人ひとりの教育体験を理解することが有効である。社会には多様な考え方や行動のしかたがあり，その場で理解できることのほか，成長し時間を経ることにより理解できることがある。家族をはじめとする人間関係および地域，学校，社会，自然など場や環境の重要性など，経験したすべてが自己の成長にあずかっていることを腑に落ちるまで学んでほしい。看護は人間が対象だからである。

2　看護と教育

　授業実践を述べる。学生は，「私の教育体験」と題してレポートを書き，発表する。他の学生の発表を聞くなか，学生たちはあらためて「教育」の多様性に気づいていく。それは，真剣に人の話を聞いた結果である。

　以下は，2007年度の発表事例（自衛隊中央病院高等看護学院）である。

(1) 私の教育体験

　学生（77名）の発表の内訳は，学校教育39人，家庭教育20人，社員教育3人，生涯教育3人，塾教育2名，職業教育2人，動物・清掃・マナー・音楽・宗教・美術教育および茶道・ボランティア各1人，という結果であった。発表を通し，家庭やクラブ部活動などで受けたしつけや注意に教育的配慮があったこと，自己の成長過程にいかに多くの存在がかかわっていたかを確認し合う態

度がみられた。

　教育を，ある立場にいるものの押し付けと受け取るかどうかは，教育する側と教育を受ける側の関係があずかっている。看護師は，立場上，患者に教育的関与を行うことがある。その目的は看護の成果を上げることにある。だが，相手が受け入れてくれなければどんなによい指導や忠告も絵にかいたモチに終わることになる。

　どのような場面で人に受け入れられたり拒否されたりしたか，また，なにをきっかけとして自分は成長したか，などを考察した「私の教育体験」のレポートは，学生が"教育"について考える機会となっている。

(2) 看護教訓

　曹洞宗（そうとうしゅう）の開祖道元（どうげん）（1200～1253）の『典座教訓（てんぞきょうくん）』（全訳注；中村璋八・石川力山・中村信幸　講談社学術文庫　1991年）をテクストにした，「看護教訓」を考える授業実践について述べる。同書は日本の教育書の古典といえる。

　典座とは，禅林の庫裏（く　り）（台所）で食事のしたくをする役位のことである。道元は，典座の役割，心構え，仕事のしかたから作法まで，中国での修行や見聞を取り入れた僧堂教育を徹底して行った。教育の重要性を知る道元は，一切の妥協を排し，弟子の育成に心血を注いだ。一般にも洗面や歯を磨くことを広め，食事の作法，片づけと掃除の重要性を説いた人物である。そのため，健康学や衛生学の元祖といえる。

典座教訓

　1236年，道元が日本で最初の本格的な僧堂を自負した深草の興聖寺が完成した。この僧堂で実践されるべき規矩（きまりやルール）として翌年早々に撰述されたのが，『典座教訓』である。『永平元禅師清規（しんぎ）』六篇の中でも最初のもので，道元の僧堂教育にかける意欲が最も鮮明に打ち出された一篇である（138頁）。

　テクストは，「役割」「心構え」「仕事の内容」「仕事への取組み」「整理のしかた」「心の用い方」「作法」「差別の戒め」「先人たちの足跡」「三つの心構え」などについて述べている。

① だれのためになにをするのか

　看護師はだれのために存在するのか。いうまでもなく，患者あっての看護職である。看護師はどのような仕事をするのか。また，どのような仕事があるのか。そのためには，なにが必要か。どのような取組みをしなければならないか。こうした問いは，学習の初期に，いや看護師を志した時点で考えを深めたいこととなる。これらを理解し，身につけることが職業倫理となる。

　道元は，修行僧に出す食事には味だけでなく"三徳"が備わっていなければならないという。そのため，放心することなく審細（さいしん）の態度で典座の職務にあたるよう強調している。放心とは「本心を失った状態，気が緩（ゆる）み正しい判断ができないこと」であり，審細とは「細かな点まで心を配って，よくよく注意すること」である。ちなみに，料理の三徳とは，①食事の出来具合，②見た目のよさ，③内容，に関する徳目のことで，それぞれ，軽軟（あっさりとしていてやわらかである），浄潔（きれいでけがれがない），如法作（にょほうさ）（法にかなった調理がなされている）でなければならない，としている。

　病院では，栄養士が献立を考え，調理師が調理し，看護師が運ぶという役割分担がある。食べ終わったあとまでが観察の対象となる。

② 仕事のしかた

　典座職は，悟（さと）りを求める深い心を起こした人たちだけがいつも役にあてられてきた。その心を成就する方法は，すべてにおいて，

　① 細部まで注意深く取り組む
　② 念入りな態度で臨む
　③ 点検し，何事も無駄にしない
　④ 整理整頓し，丁寧に扱う
　⑤ 心を尽くして職責を果たす

である。これらは，職業観，職業倫理としていつの時代も色あせることはない。なにごともおろそかにせずなげやりにしないよう，米のとぎ方から具体的に指示している。

　職責をまっとうすることは大海のように広大で深い功徳（くどく）を積むことであり，

ほんのわずかなことでも人任せ(ひとまか)にしてはならないのである。自分の仕事に責任をもつことが，ひいてはグループやチームで仕事をするさいに生きる。宗教に限らず，世界には，仕事を通して人間形成をはかる考え方がある。

道元は，職責を果たすことの重大さを，人任せにせず自ら取り組む態度を説くことで示している。一部を引用する。

- 食事を調理し支度するときは，凡夫(ぼんぷ)の見識でものを見てはならないし，いい加減な心情でことを考えてはならない。

これは，看護師としての見識をもって患者を看ることにあたる。

- 品物の良し悪しに引きずられて，それに対する自分の心を変えたり，人によって言葉遣いを改(あ)めたりしてはならない。

看護師も人間である。患者に対し，好悪や苦手意識などがつい顔(こう)に出てしまうことがあるかもしれない。看護師の態度とはいかにあるべきか，"平常心"とはなにか，などについて考えたい。

③ 三つの心構え

喜心（よろこびを以(も)ってことを行う心）　喜無量心とは，他人が苦を逃れ，楽を得たのをみて喜びを生ずることが無量である心をいう。四無量心（慈・悲・喜・捨）のうちの一つである。

看護師は，患者の快復に向けて，全力で援助することに喜びをもって取り組む態度を形成したい。

老心（老婆心。父母の心，すなわち親の心）　典座は，水加減を点検するときも，穀物類を扱う場合も，すべて親が子どもを養うときのような慈しみ深く，ねんごろな心をもつべきとし，そこに，なにか見返りとして果報(かほう)（幸運）を求めたのでもなく，富を求める心もないのである。

看護師は，患者に対し，どのようなまなざしや態度で接するのがよいのであろうか。それは，邪念がなく一心に看護する態度でありたい。

大心（心を大山のようにどっしりとさせ，大海のように広々させて，一方に片寄ったり固執したりすることのない心）　軽いものでも軽々しく扱わず，重いものに対しても，特別に大げさに重々しく取り扱ったりしないことである。これ

は，物品だけでなく人に対してもいえることである。

看護師は，患者の地位や名誉，また，病気それ自体によって心迷わされることなく，差別をせずに患者と向き合いたい。

④ 学生の掲げる「看護教訓」

つぎは，学生（男女混成）がグループで討議し作成した，「看護教訓」である。これらは，看護師を目指す学生の職業観を形成し，自身の職務に精励するうえで指針となるであろう。すでに看護師として働いている読者の方々には，初心を思い出す手掛かりとしていただきたい。こうした，意気に燃える看護学生を，職場でなおいっそう教育していただきたいと願うものである。

一 班
① 一生，学び続ける
② 常に患者の視点に立つ
③ 一つひとつ丁寧に行う
④ 小さなミスが大きな事故を招く
⑤ 患者にできることを，心を込めて実施する
⑥ 笑顔を忘れない
⑦ 美しい所作で看護する

二 班
① 患者の立場に立って，よりよい看護ができるように情報収集し，よく観察できるナースになる
② 患者とよくコミュニケーションをとって，個別性を引き出せるナースになる
③ 患者の声（思い）を傾聴し，身体的な援助だけではなく心の援助のできるナースになる
④ 日々努力し，日々振り返り，日々反省し，日々成長（日進月歩）する
⑤ 誠実，謙虚，"with you"の精神で看護と取り組む

三 班
① 看護の専門職として誇りをもち，仕事に責任・自覚をもつ
② 仕事の軽重を区別せず，まごころをもって何事にも誠実に取り組む
③ 常に向上心をもち，経験を積み，自分を高める
④ 仕事をするときは流れをあらかじめイメージし，時間を有効に使う

四 班
看護の目的：心身を病める人びとの快復の援助と安楽を提供する。

目的を達成するための方法
① 積極的傾聴
② 個別的看護
③ 継続的学習
④ そばに寄り添う
⑤ 信頼関係
⑥ 医師と患者の橋渡し

看護師に必要なもの
① 包容力
② 正確な技術
③ 公平さ

看護を行ううえでの心構え
① QOLの向上を考え，身も心も安楽になるよう援助しなければならない
② 患者の身になって看護援助を行う。そのために，日々勉強と技術練習を行う。教官の厳しい指導も自分たちが成長するためのものと受けとめる

実際の体験から学んだこと
① 患者の意見ばかりを尊重することがよい看護ではなく，患者をよりよい方向に導くための看護をするため，患者の意見を取り入れていく

まとめ
看護に楽な近道はない。日々の努力が最も近道である。

五　班

看護の役割とは：患者のニーズを満たし，患者がよりよい状態になるよう援助すること。

ナースの心構え
① 笑顔，② 知識と技術，③ 思いやりと優しさをもって接する

一日の仕事の実際
① 患者の情報を十分に収集し，背景や性格等を把握する
② 計画を立て，動線を短くし効率的に援助を行う
③ 時間管理を徹底する
④ 日々，評価し，フィードバックする

看護の修行
① 心を込めて行う仕事は，そのまま患者の回復，ニーズの充足を具現する
② ナースステーションに戻ったら，患者やその家族のことを思い巡らし，

援助についてチームで話し合う（カンファレンス）
③　看護の職責をまっとうし，毎日の評価を行い翌日に生かす
確認（内容）
①　アセスメントと正しい判断力を養う
②　申し送りを徹底する
③　ダブルチェックする
体験
①　教科書以外のことが学べた
②　患者によって個別性があることを実感した
三つの心構え
①　誇りをもつ心：看護職に誇りをもつ
②　慈しむ心：患者を思いやり慈しむ
③　誠実な心：どのような患者にも誠実に接する

六　班

①　看護を行うには必ず患者のことを考え，常に学び，正確な知識と技術を身につけたうえで患者と接していかなければならない
②　患者の観察を行うことで，セルフケア能力を高め，患者が自立するよう援助したり，話を傾聴したりする。それにより患者の心と体を癒す
③　他の医療従事者と連携を図り，報告・連絡・申し送りを忘れない。チームで協力していくことが大事である
④　思いやり，適応力，笑顔を忘れない

七　班

①　正確な判断力を身につけ，正確な技術と優しさをもって患者に接する
②　自身の精神と体力を鍛える
　　「いっぱい傷つき，いっぱい笑って成長する」
③　清拭を行うときは，ただ拭くのではなく，気持ちを込めて拭く
　　「愛という名の神通力」
④　時間を有効に使い，患者のために時間を使う
⑤　報告，連絡，相談の徹底
⑥　マニュアルにとらわれない
　　「オーダーメイドな看護」
⑦　勉強できる幸せ
　　「一生勉強」

八　班
看護職は，病める人びとに寄り添い，救いの手を差し伸べることである。
看護職には，献身の心，誠実な心をもった人たちが就く。
看護をするにあたっては，
① 　患者を細かく観察する
② 　患者がなにを求めているか予測する
③ 　患者のニーズに合わせて看護の方法を考える
④ 　個別性を考えてケアする
⑤ 　チームワークを大切にする
⑥ 　他の職種との連携をとる

看護に必要な三徳とは，「誠実，献身，慈愛」である。
看護の役割・心構えは，「QOLの向上，ADLの拡大，患者第一」である。
看護の一日は，新鮮な空気を取り入れ，環境を整えることに始まる。
看護職に就く者は，睡眠と栄養をとり，自身の体調を整えること。また，身支度を整えることが肝要である。
看護においては，心を込めて，清潔，手浴，足浴，マッサージを行う。
実際に患者に接して，十見は一触に如かないことや，座学より実習で学ぶことが多いということを理解できた。

九　班
① 　看護は心で行うもの
② 　清拭の援助や環境整備など，さまざまな援助を行ううえで，いかに患者を思い，援助するかが大切である
③ 　思いは相手に伝わるものである。そこから信頼関係が生まれていく
④ 　看護師は，患者から学ぶことも多くあり，その学びからさらによい看護を提供することにつながる

十　班
① 　患者一人ひとりを知って，その人自身にかかわっていく。つまり，「この患者はああだ，こうだ」など，差別や区別をせずに接する
② 　日々進歩する医療について，常に学び，最新の情報を得ることで患者に最良の看護を提供する。つまり，「看護者は学ぶべし」となる
③ 　先を見据えて，今，自分がどうあるべきか考える。つまり，30歳，40歳になって良い看護師になるかどうかは，今の姿勢と関係がある
④ 　患者はそれぞれ違うのであり，日々状態も変化する。その時々に，その患者

に合わせた安全・安楽を提供していく。つまり，基本に忠実で個別性をもった看護が重要である

十一班
① 患者との心の会話ができてこそよろしき看護なり
② 患者にとって最も身近な存在となり，信頼関係を結ぶ
③ 誠実，献身，謙虚
④ 母のような大きな心で患者に接する
⑤ 相手の身になる。患者を第一に考える

十二班
① 自分の目標となる素晴しい人を見つけ，忙しさに自身の志を見失わないように仁徳を得ていく
② 小さなことでも一つひとつの行為を意識して丁寧に行う
③ 心に化粧
④ 物品を大切に扱う（消耗品を含む）
⑤ 日々勉強
⑥ 後輩にも自信をもって指導する
⑦ 勉強できること，看護できることに喜びを感じる
⑧ 初心を忘れない
⑨ 常に相手を思いやる
⑩ 機械に頼らず，自分の五感で確かめる
⑪ 疾患だけでなく，患者を一人の人間として全体像を見る（家族を含む）
⑫ 医療従事者，患者，その家族を含むチームで医療を行っていく

十三班
目標：患者の安全・安楽を考え，看護を提供する。
　　　科学的根拠のある技術を身につける。
方法：患者の安全・安楽を一番に考えるための手段
① いつでも優しさをもつ。常に，笑顔と包容力をもつ
② 患者の心を看る。症状だけでなく，患者の全体（身体，心理，社会，スピリチュアルな面）を看る観察力を身につける
③ 常に確認する。冷静，客観的な視点をもつ。注意力をもつ
④ 正確な看護技術を提供する。アセスメント能力，知識を深め，技術を磨く
⑤ 一貫した医療を提供する。他の医療スタッフと連携をはかる。調節能力の向上，申し送りの徹底

（古閑博美）

第2章 魅力行動力を形成する看護学教育

第1節 看護学教育の目的と看護師に求められる能力

　看護とは，人間の誕生から死にいたるまで，「生きること・活きること」にかかわる。すなわち，生命維持およびその回復過程を手助けし，さらにその患者が人間らしく自己実現を目指し，「活き活きと生活」ができるように援助することである。

　教育とは，目標に向かっての行動変容を意図する。すなわち，学生の学びや体験を意味づけ，一人ひとりの持てる力を引き出すことである。私たちは誕生してから生命の終焉を迎えるまで，よりよく生きるために，家庭・学校・地域において，生涯にわたって学習し続け，人間としての成長発達を遂げる。

1　看護学教育の目的

　看護学教育の目的は，「常に社会のニーズに応じた，質の高い看護サービスが提供できる看護職」を養成することにある。そして，看護職をめざして看護学を学ぶことは，単に看護師国家試験の受験資格の要件を満たすことだけでなく，人間としての成長を育むことをも目的とする。

(1) 専門職としての看護師

　ナイチンゲール（Florence Nightingale, 1820～1910）によって看護教育の基礎がつくられ，看護は専門職として人びとの健康のすべての過程に関わっている。日本において現在，看護の質だけでなく量の充足が急務である。毎年，およそ5.4万人が看護師になることを志し，看護学教育機関に入学する。2006年度の統計によれば，全体（保健師・助産師・看護師・准看護師）で約22万人の学生が学んでいる（日本看護協会［2006］）。国内において保健医療福祉施設に従事する看護職者（保健師・助産師・看護師・准看護師）は，およそ129万人である（同上書）。

一方，このところ，新卒者の早期離職が問題となっている。日本看護協会の調査によると，新卒看護職の離職率は9.3％で，理由の上位を占めるのは「配属部署の専門的な知識・技術が不足している」「医療事故を起こさないか不安である」「基本的な看護技術が身についていない」「ヒヤリ・ハット（インシデント）レポートを書いた」「自分の看護が患者のニーズに応えているか自信がない」「自分は看護職に向いていないのではないかと思う」などである。

また，病院勤務の常勤看護職の離職率は12.3％であり，その主な理由は「妊娠・出産」「結婚」「勤務時間が長い・超過勤務が多い」「子育て」「夜勤の負担が大きい」である。

(2) 看護学教育と看護教員の役割

看護師の離職率を他の職種と比較すると，その割合は高いというわけではない。『人事労務用語辞典』（朝日新聞社）によると，一般社員の入社後3年目までの離職率は，大学卒で30％，高校卒では50％を超えている。厚生労働省委託の若年者の職業生活に関する実態調査によると，就職1年以内に離職した正社員の主な理由は，「仕事が自分に合わない，つまらない」「会社に将来性がない」「賃金や労働時間等の条件がよくない」などである。

看護職は，3K（きつい・きけん・きびしい）あるいは5K（きつい・きけん・きびしい・きたない・くらい）といわれるなど，労働条件や職場環境等の改善に関する課題は多い。だが，国家資格を生かし，長期間にわたって仕事を続けることができる"魅力ある"職業であるといえる。

その魅力を伝えるのが，看護学教育そして看護教員の役割であると考える。

2 看護職者への社会の期待

(1) 看護師に求められる臨床実践能力

近年，日本の保健医療を取り巻く環境は大きく変化している。たとえば，①医療の高度化・複雑化，②対象者の高齢化・重症化，③医療経済の逼迫，④在院日数の短縮，⑤業務の煩雑化，があり，看護の場が拡大する状況がある。そして，医療・看護を受ける人びとは，自らの健康を守り，診療に参画す

第2章 魅力行動力を形成する看護学教育 31

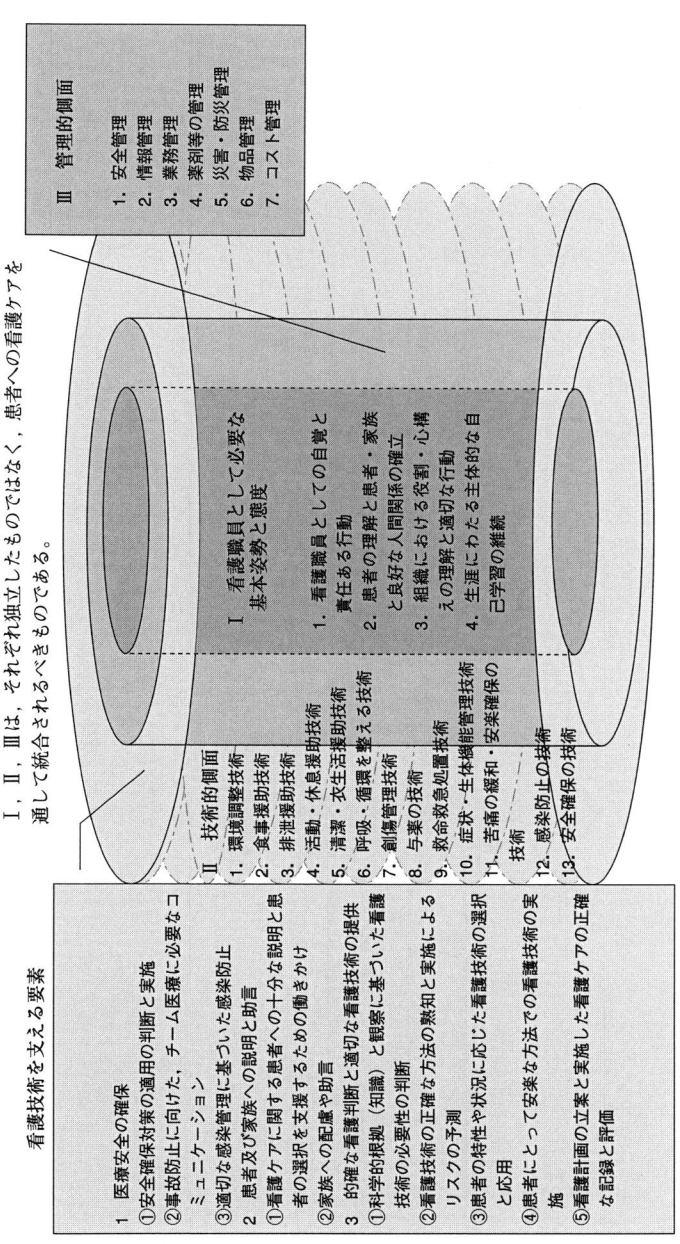

図 2.1 臨床実践能力の構造

ることと,安全な医療を求め,インフォームド・コンセント＊への期待を強くもっているといえる。

このような患者自身の,また社会の要請に応えるためには,看護の質の向上と成熟した臨床実践能力が必要となる。厚生労働省において,「医療安全の確保及び臨床看護実践の質の向上の観点から,新人看護職員の臨床看護実践能力の向上に関する検討会」が行われ,2004年3月に報告書が出された。図2.1は臨床実践能力の構造を示したものである(厚生労働省)。

臨床実践能力とは,「清拭ができる」「環境整備ができる」という"行動"を意味するのではなく,それを行う看護職員の人間性や技術を支えるさまざまな要素,管理的側面が統合されたものである。

(2) 生涯教育としての看護基礎教育と継続教育

看護師になるための必要な教育を受け,国家試験に合格し資格を取得しても,すぐには期待される看護業務を実践することはできない。免許取得の過程

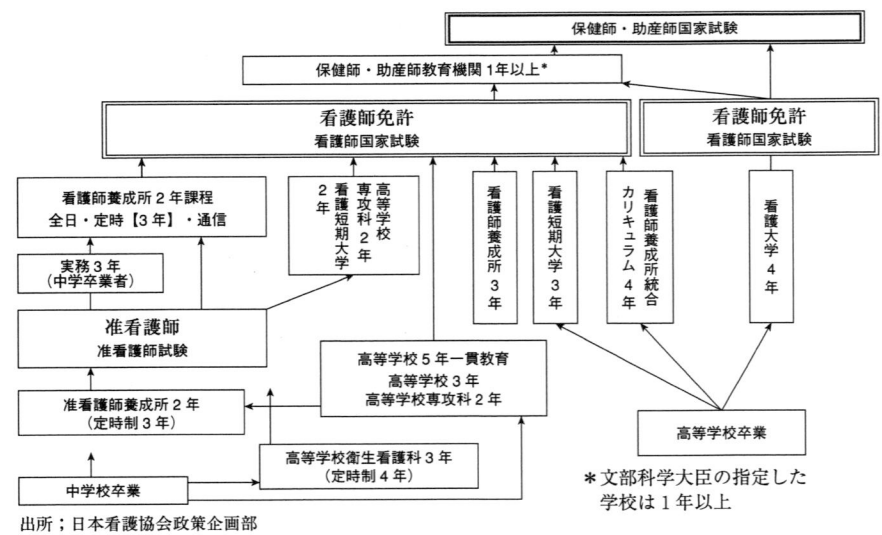

図 2.2　免許取得の類型

＊informed consent　医学的処置や治療に先立って,それを承諾し選択するのに必要な情報を医師から受ける権利。医療における人権尊重上重要な概念として各国に普及(広辞苑)。

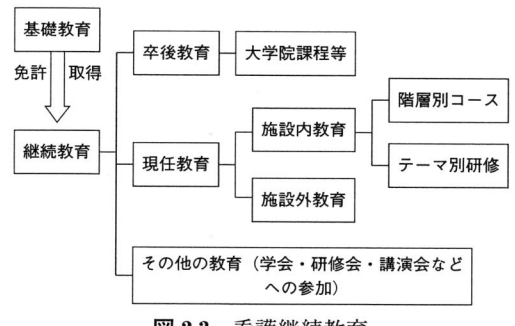

図 2.3 看護継続教育

を図2.2に示した。国家資格を持つ者として，社会的使命を果たすことができる臨床実践能力を向上していくためには，卒業後の継続教育や看護師自身の自己研鑽(けんさん)が重要となる。継続教育のありようについて図2.3および図2.4に示した。その基盤を身につけるのが看護基礎教育である。

卒後1年のあるべき姿として期待されている看護師像を踏まえ，2009年度から看護基礎教育は新しい教育カリキュラムで実施される。

第2節　看護を学ぶことの魅力

毎年，新入生ガイダンスで話すことがある。その概要を図2.5に示した。

1　看護と自己実現

同じ志をもつ者が出会い，毎日を大切にしながら，「生きる・活きる」ことの意味を深く考えることができるのが「看護を学ぶこと」の魅力である。

看護職に就く者には，学校での学びの期間や看護職として仕事をしている期間を通し，さまざまな人びとと出会い，多様な人間関係のなかで臨床実践能力を高め，同時に自己を成長させていくという魅力がある。

2　看護職の魅力

古閑は，「看護師には時・所・場所と人間関係を明確に理解し，行動が的確であることが求められる」と述べ，日本文化のなかに看護職の「魅力行動」につながる所作を見出している。「できる」から「よりよくできる」まで，看護

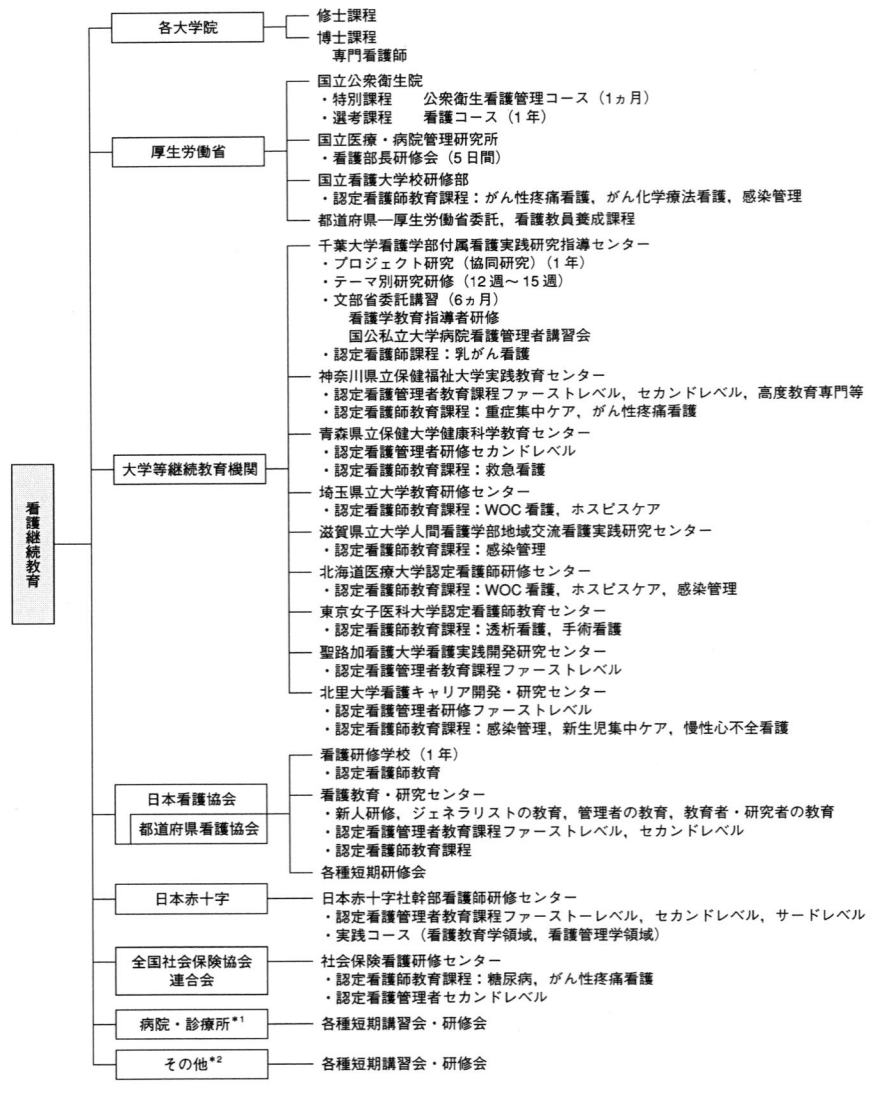

*1 院内あるいは病院連合体で実施する者　*2 業者によるもの
表中「管理」とは看護管理者の研修,「教育」とは教員養成研修,臨床指導者の研修,「実践」とは各領域の研修
（系統看護学講座 統合分野 看護の統合と実践［1］看護管理, 医学書院 159頁, 2010参考 一部改変）

図 2.4　看護継続教育

図 2.5 看護師のキャリア形成

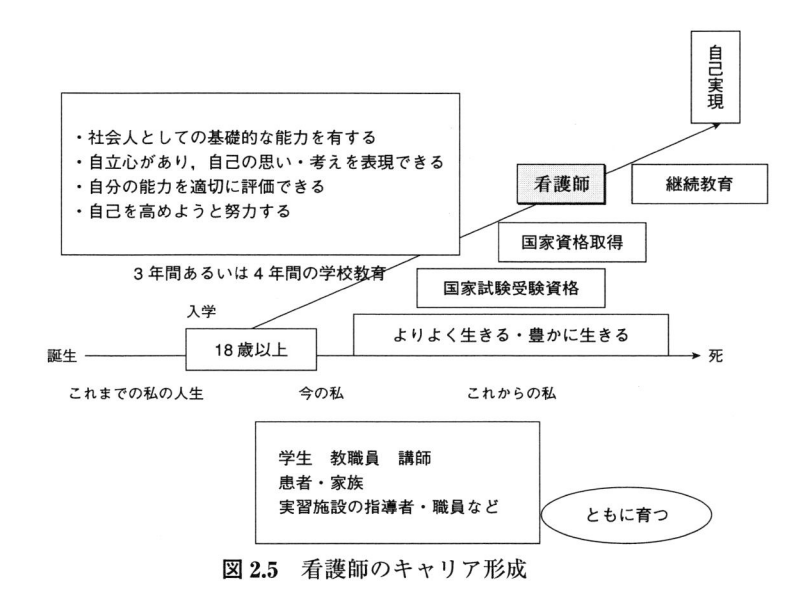

実践能力の向上はエレガントな魅力ある人間形成でもある。

そう考えるならば，国家試験受験資格の要件を満たす単位の修得（単位認定試験合格）を目指すだけでは，3年間あるいは4年間の学生生活を「生きている・活きている」ことになるだろうか。「国家試験に合格する」だけの目標に学生生活を費やすのではなく，個々人がこれまでの「私」を踏まえて，看護の学びを通して豊かな人生を歩んでほしいと望む。

看護師また看護教員としての30年余の経験から，看護職の魅力について，「人間としての成長」のほかに以下のようなことが考えられる。

① 看護の対象者と多様な人生を共に歩む（同じ目標に向かって歩む）
② 同じ看護は一つもない
③ 看護には"これでよい"という終わりがない
④ 自分で考え，判断し，責任をもつ

看護職は，常に考えることを要求され責任も重いものがある。そのため，一人ひとりの患者をいかに看護するのか，悩み，苦しむことも多いが，それ以上

に「生きている・活きている」と感じる充実感があるといえる。

　卒業生が，ときどき学校を訪ねてくる。ほとんどの卒業生は，「先生，学生時代は出来が悪くて迷惑ばかりかけました」と言ったあと，「いま，看護がすごく楽しい。学生時代，あまり勉強しなかったことが悔やまれます。知らないことばかりで，もっと勉強しなければ，と毎日思います」と前向きに看護の仕事と取り組んでいることを報告してくれる。教え子であり，後輩となった彼らのたくましく成長した姿を誇らしく思う瞬間である。

　生涯学習の重要性に自ら目覚め，主体的に看護の仕事に取り組んでいる卒業生の姿から，看護学教育の重要性と魅力をあらためて感じている。

（荒川　眞知子）

参考文献
日本看護協会出版会『平成18年度看護統計資料集』
厚生労働省（2004）「新人看護職員の臨床看護実践能力の向上に関する検討会報告書」
小山眞理子編（2003）『看護教育の原理と歴史』医学書院
杉森みど里，舟島なをみ（2004）『看護教育学』第4版　医学書院

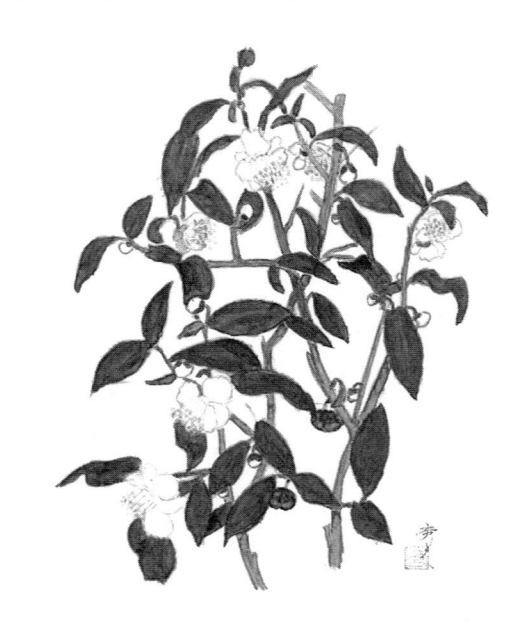

第3章　看護と魅力行動

第1節　礼に始まり礼に終わる魅力行動

　看護は，礼儀作法（マナー，エチケットも同じ）を活用する魅力行動力があれば，よりよい看護実践が期待される。看護師には知識と技術の習得以外に，看護力を高めるための人格形成が課題である。これまで身につけた考え方や行動，習慣などを見直すことには謙虚でありたい。社会や人間の奥深さを知ることは，それを助けるであろう。

　世界中，礼のないもしくは礼儀を無視する国や民族はないといえる。職場も同様である。礼儀正しくあることを視野に入れて職務に精励すれば，それは，仕事の質を高めることに大きく役立つであろう。

1　礼儀と魅力行動

(1)　礼　儀

　礼儀は，『広辞苑』に「社会生活の秩序を保つために人が守るべき行動様式。特に敬意をあらわす作法」とある。礼儀・作法を身につけた「人」としての行動には，廉恥心や品性を問うてきた歴史がある。「礼は社会における文化的法則」（加藤常賢）といわれるように，礼は，人の文化行動や魅力行動に必須の法則である。この法則は，日常に活かしてこそ価値あるものとなる。

　礼儀は，今いるところで自ら進んで発揮してこそ魅力行動となる。礼儀には，「辞儀・書儀・行儀」がある。それらにおける礼の心と形（作法）は，古来，研究され実践されてきた。

　辞儀　言葉と動作をともなった適切なあいさつができる。
　書儀　相手や必要に応じた適切な手紙や文書が書ける。
　行儀　TPO（Time, Place, Occasion：時・所・場合）や相手に応じた適切な振舞いができる。

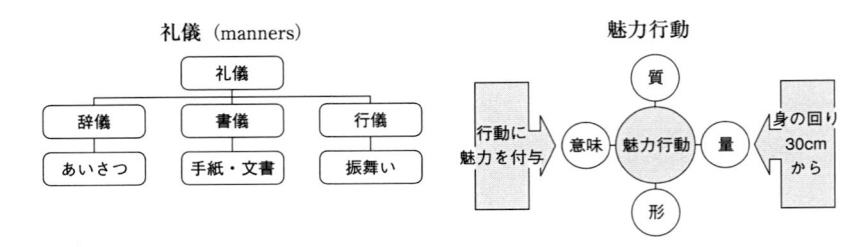

礼儀（manners）／魅力行動の図

　相手を敬い，だれに対しても軽々しい態度をとらないのは「礼にかなう」ことであり，心のこもった態度は「礼儀正しい」といえる。
　魅力行動学会の石平光男氏は，「マナーの基本は，『他人に迷惑をかけない』ということであろうが，その『迷惑』のなかに，『危害』さえ与えなければなにをしてもいいのか，それとも，以前のように『不愉快なことをしない』という，精神面にまで配慮するのか」(2006)と問題提起している。

(2) 話す力と書く力

　身の回り30cmからはじめる魅力行動は，自分から相手に働きかける行動である。「礼儀」というと堅苦しい印象をもつ人がいるかも知れないが，礼儀のない社会を想像してみていただきたい。殺伐とした光景が目に浮かんではこないか。
　礼儀の極意は「親しんで狎れず」にある。「親しき仲にも礼儀あり」（諺）という。学生には，いつも「互いに大いに親しみ合いましょう。けれども，親しいからといって，ノックもしないで研究室に入るのは無礼です」と言っている。節度があるからこそうるわしい人間関係が生まれるのである。病院において，看護師が声も掛けずノックもしないまま病室に入るようでは患者の信頼を得ることは難しい。
　ある年の5月のことだが，3月に卒業したばかりの学生から手紙がきた。そこには，仕事にがんばっている，ゼミの仲間，先生に叱られたことが懐かしい，などと記されていた。私は，さっそく期待に応えることにした。卒業生が用いた便箋は，アニメのキャラクターが大きく印刷された，いかにも若者好みのものであった。

返信には，年長者に手紙を書くときには便箋の選択に注意するように，と書いた。そして，個人的にはうれしい便りだ，と書き添えた。年長者や仕事の関係者への手紙は，カラフルな色使いではなく，基本的には，ペン，筆，あるいはボールペン（いずれも黒または青）を使用する。ちなみに，私は鉛筆書きのレポートは受理しない。それは下書きであって正式とはいえないからである。

　日をおかずにその教え子から手紙がきた。そこには，「便箋に配慮するなど知らなかった。ご指導いただきうれしかった」とあった。今度は白い便箋と封筒を用いていた。そこでまた返事を出した。今回の注意に対し，すぐに返事を書いた態度は殊勝（しゅしょう）であること，これからもその態度を持ち続けるように，としたためた。そして，今後，キャラクターの便箋を受け付ける，と添えた。

　若き日の失敗はだれにもある。その場で注意されて"聞き流す"か"切れる"か，"謙虚に受け止める"のかは人によるであろう。その場では理解できなくてもあとでわかることもある。受け止めたとしても，それを直ちに，具体的に表現する人ばかりではない。注意は，するのも聞くのも，あらためるのも簡単にはいかないことがある。

　教師である私は注意する側に立つことが多い。教師生活が長くなるにつれ，注意を受け止めてくれることに対し，聞いてくれてありがたい，と思うようになった。注意は悪口ではない。ましてや，相手を馬鹿にしていうことではない。そのため，タイミングを逃さず，明快に伝えることが望ましい。

　看護師には，患者に対し，注意したり指導する日常がある。口のきき方や態度に疑問をもたれては，相手の気分を損ね看護にも支障を来たすことになる。ソッポを向かれたらおしまいだ。忍耐強く誠実な人柄が求められるゆえんである。

　私自身のカードにまつわる失敗を述べる。20歳を過ぎていた。年配の女性にバースディカードとプレゼントを手渡した。目の前で開けてご覧になった途端，叱られた。最初，なぜ叱られたのかよくわからなかった。「お誕生日，おめでとう」と印刷されたカードに，「ますますお元気でご活躍ください」と手書きの文を添えた。しかし，それでは足りなかったのだ。「『おめでとう』とは

なにごとか」と言われた。「おめでとう」のあとに手書きで「ございます」と添える気配りが足りなかったのだ。カード選びから失敗であった。

周囲に人がいるなか，その場で大きな声で指摘され，顔から火が出るような恥ずかしさを覚えた。自分のいたらなさとともに叱り方を考えたこの経験を，今でもよく学生に話す。

看護に役立つ方法として，患者になにかを伝えるために口頭以外に手紙やカード，指文字などを活用することがある。手作りの感謝状も有効だ。メールで予約を受け付ける，カウンセリングをする，などは今後増えるのではなかろうか。IT社会では，「話す能力」と同様もしくはそれ以上に「書く能力」が重視される。病院も例外ではないであろう。院内外でのメールのやり取りが増えているが，画面上の文字の大きさや配列に敏感でなくてはならない。

○○　花子　さま
あなたは，まいかい，おくすりをわすれずにのんでいます。とてもりっぱです。
　いつも，あかるいえがおでおはなしする，すてきなおんなのこです。
　みんな，あなたがだいすきです。
　　　　年　月　日
　　　　　　　　　　　　　　　　　　　○○病院　看護師一同

---

(3) 安心の魅力行動

かつて，「狭い日本そんなに急いでどこへ行く」という交通標語が評判になったことがある。経済が高度成長を遂げ，"急がずにはいられない"人や，"暇がない"ことを誇らしいとする日本人が増えていくなか，思わず足をとめた人もいたであろうが，今でも，そのありようは変わっていないのではなかろうか。わが国の道路事情からして，急ぎたくてもままならないこともあり，それがまたストレスを生んでいる。私たちは心拍数が増加しがちな社会の住民といっても過言ではない。

現代人の多くは常に疲労感を覚えている，といわれる。そこに，年齢差はない。日ごろ，なにかにつけ，また自分でも気づかないうちに「忙しい」が口癖

になってはいないであろうか。「忙」は「心」と「亡」から成る漢字で，意味は「いそがしい。せわしい。することが多くひまがない。心がせかせかする。そわそわする」である。そのような事態を誘発しないためにも，趣味をもつなど気分転換する方法を知っていたい。ゆっくり風呂に入ったり，異業種の人たちと交流する，スポーツに親しむのも効果がある。

　患者のなかには，心ならずも入院したがこのさいゆっくり休んで楽になりたい，自分の身体をいたわる機会としたい，などと考える人がいる。入院患者の日程は，医療・看護の観点から配慮されたものとはいえ，規則正しく几帳面であり，なかには，そのような決められた流れにしたがって入院生活を送るのに疲れてしまう人もいる。自由に行動するのに慣れ，団体生活は苦手という人もいる。個室以外では，自分は食事中だが隣りの患者は簡易トイレを使用中，ということもある。患者のストレスは，自分の病気以外のことでも誘発されがちである。通院や入院にともない患者はあらたなストレスにさらされることになる。そうしたことに思いをめぐらすことができる看護師にはどうすればなれるのであろうか。行動が変われば思いが変わる。またその逆も，である。普段の行動のスタイルを見直す謙虚さと心の余裕をもつための工夫が必要といえよう。

　看護師に，せかせかしたりそわそわしたりする行動は禁物となる。「性格だから」という人がいるかもしれないが，患者は些細なことにも敏感である。病人に不利益なことは避けるよう心がけたい。話している最中にチラチラと時計を見る癖のある看護師がいたが，落ち着かない気分にさせられたものだ。

　「忙しい」と言って，病院内を走り回っている自分はいないであろうか。そして，そういう自分に満足してはいないだろうか。走るのは最後の手段である。私にも経験があるが，前傾姿勢でせかせかと歩いていると，次第に呼吸が浅くなる。そんな自分にはっと気づく。そのときは，いったん足を止め，姿勢を立て直し，意識して深呼吸する。舌の緊張をほぐすのも効果がある。足裏が着地するまでの時間を延ばすなど歩行のしかたを工夫すると，心が少し落ち着いてくる。

(4) けふよりは日本の雁ぞ楽に寝よ

信州の俳人小林一茶（こばやしいっさ）(1763-1827) の句に,「けふよりは日本の雁ぞ楽に寝よ」(50歳) がある。一茶は文化 9 (1812) 年に柏原に帰り, 翌年の正月, 菩提所明専寺住職の調停で異母弟仙六との遺産分配の取決めが成立し, 家屋敷の半分と田畑三石六斗余を得て柏原に定住する。多少とも安楽を得たことであろう。

日本に飛来した雁を題材に,「楽に寝よ (安心して羽を休めなさい)」と詠んだ一茶は苦労人であり, 信心とホスピタリティ (もてなし, 歓待) の心をもった俳諧師といえる。生き物に対するやさしいまなざしは,「やせがえる負けるな一茶ここにあり」などにもみることができる。「(お) 楽に」と言ったり, そのような環境を創出したりするのはもてなしの極意であり, そこにはふさわしい魅力行動が求められる。

もてなしの基本は, 安全や安心を提供することにある。それなくして何人（なんびと）も「楽に寝る」ことはできない。青森県津軽の外ヶ浜付近で, 雁がくわえてきた木片を焚いて雁の供養のため施湯（せゆ）を行う雁風呂の話が,「採薬使記」その他に伝えられている。浜を通りかかった旅人や諸人に, 風呂を振る舞い雁供養としたのである。温かい風呂を提供された旅人の心は温（ぬく）もったことであろう。

「けふ (きょう) よりは日本の雁ぞ楽に寝よ」の歌心を病院に置き換えると,「患者として受け入れたからには, 精一杯治療し看護いたします。安心してお任せください」「ようこそ, 当院へ。どうぞ, お気軽になんなりとお尋（たず）ねください。遠慮なさらずともよろしいのですよ」などとなろう。これを聞いた患者の心拍数は安定するに違いない。患者は, あなたの病院に足を運んでいる。楽にしてあげるのが看護の本道である。

つぎに, 安らぎと信頼につながる魅力行動の看護師像とその態度をあげる。
① 患者に心身の距離が近い看護師
　→患者の症状や思いを理解しようと働きかけ, 寄り添おうとする態度
② 患者の体に優しく丁寧に触れる看護師
　→患者に安らぎと癒しを提供しようと働きかけ, 具現する態度

③ 的確な看護技術をもつ看護師
　→痛みなどを軽減・排除する技術を身につけ，発揮する態度
④ 最新の知識や技術を学ぼうとする看護師
　→今の自分に安住せず向上心をもち，不断に努力する態度

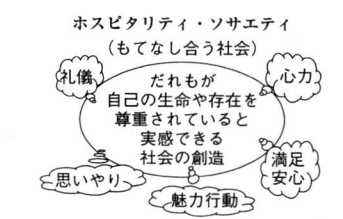

魅力行動学会研究会での諸橋（2006）の発表を参考に古閑が作成。

病気や，病臥を詠んだ俳句
うつくしや障子の穴の天の川　小林一茶
病床の匂袋や浅き春　正岡子規
夢さめてやはり見えぬ目春の雷　平尾みさお
梨といる我が病名の白日夢　水野麗
リハビリの汗のうれしき白の秋　古閑裕海

2　あいさつと魅力行動

(1) 学生のレポートから

あいさつの大切さはだれでも知っている，と思っていた。そうではなかった。魅力行動学®を講義するなか，看護学生のレポート（2007年）から，礼儀や礼儀作法に触れた部分を紹介する。

① 今まで学校で習ったことのないマナーなどの礼儀作法の大切さを学んだ
② 礼儀作法というものの重要性を考えていなかった
③ 自分の礼儀作法を見直し，正しいことを身につけたい
④ 自己責任，おとなの仲間入りということを自覚しなければならない
⑤ 当たり前のことですが，とても大切なことです
⑥ 看護師は，礼儀とマナーがちゃんとしていないとできない仕事である
⑦ あいさつの言葉とお辞儀に角度（注：深浅のこと）があるのを知った
⑧ 他者を思いやる行動，礼儀を学んだ。話し方が丁寧で言葉がきれいだった

⑨ 自分にも相手にとっても満足できる魅力あるおもてなしや，振舞いができる人間になりたい
⑩ あいさつにもちゃんと意味があるということを学んだ

　あいさつは，漢字で「挨拶」と書く。「挨」は「相手に迫る」，「拶」は「心を開く」という意味である。親しい人や毎日会う人にあいさつするのは，親しみを増し保つうえで，それが必要だと認識した行動といえる。初対面なら，なお気遣いたい。そこには，適切な距離をとる配慮が必要である。たとえば，互いにお辞儀したときに頭がぶつからない距離をおくなどである。

　　ホールの対人距離の研究
　　① 密接距離：0～46 cm
　　② 個人的距離：46～120 cm
　　③ 社会的距離：120～370 cm
　　④ 公的距離：370 cm以上

(2) あいさつ言葉

　朝起きてから夜寝るまで，1日にはいろいろなあいさつ言葉がある。「おはようございます」「こんにちは」「こんばんは」「さようなら」「おやすみなさい」「ごきげんよう」「はじめまして」「いつもお世話になります」「ごめんください」「しつれいします」「行ってまいります」「ただいま」などである。

　食事の前後は，「いただきます」「ごちそうさま（でした）」という。買い物や食事に行くと，「（ようこそ）いらっしゃいませ」「ありがとうございます」「またお越しください」などと声をかけられる。

　あいさつは，TPOでそのしかたが異なる。家庭，地域，学校，職場などあらゆる場所であいさつは行われ，場の秩序を守るうえで重要な行為とされる。あいさつは，交際，社交のほか，企業・外交活動等で重視されている。

　2001年，勤務先の大学に男子学生が入学するようになると，朝から，「お疲れさま」と声をかけられることが増えた。その後，いろいろな場面で注意していると，この言葉が多用されているのに気づいた。一日の仕事が終わったとき以外，会議の始まりや電話でのあいさつにも使われている。

「みなさん，お疲れさまです。きょうは，お忙しいなか，お集まりいただきありがとうございます」「○○様ですね。お疲れさまです。ご用件を承ります」などである。本来，ねぎらいのことばである「お疲れさま」が，いつでもどこでもあいさつ代わりに遣われるのには違和感を覚える。

「疲れ」は「疲労」や「弱ること」で，「疲れる」は「体や精神の力が弱る」「くたびれる」という意味がある。そんな意味をもつ言葉を，朝のあいさつや会議などの開始場面に遣われると，やる気が失せる。少なくとも，私はそうである。

どのような場合でも一言で済ます言葉があると便利だが，遣い方によっては言葉の文化がやせ細ることにもなりかねない。言葉は民族の文化，品位，精神，心の働きの奥深さなどを伝える手段であり，魂の通い合いを創造する。言葉は行動に連動するのであり，心して遣いたい。

レストラン等で，注文の品が運ばれたがなにもいわずに食べ始める姿は単に胃袋を満たすだけの行為に映る。「自分で金を払っているのになぜ店に『いただきます』と言わなければならないのか」と言う若者がいたが，そんなことを言えば自分の品性を低めるとは考えもしないのであろうか。食べ物や食事できることに感謝を表す「いただきます」の奥深さがわかっていないといえる。

「いただきます」は食前に遣う言葉として以外に，「(品物を) もらう」「(なにかを) ～してもらう」「食う・飲む」の謙譲語として知っておきたい。「いただく」は，目に見えるものや，目の前にあるものだけを対象にしているのでなく目に見えないものも含む。同様に食後の「ごちそうさま（です・でした）」は，振舞いやもてなしに対する感謝やお礼の言葉である。ほかに，黙礼し感謝する態度がある。

患者のなかには，看護行為に対し，感謝の言葉を惜しまない人が少なくない。手を合わせている人もいる。その姿を当たり前と思ってはならない。

　　真夜に来て尿瓶かえ行く看護師の後姿の菩薩ともみゆ　　古閑正隆

(3) 専門家でも迷う言葉遣い

あいさつの言葉や動作は，言葉の専門家でも迷うことが多いようである。あ

いさつの言葉について，時間と言葉との関係をNHK日本語センターに問い合わせたところ，NHKの新人アナウンサー研修にそういったマニュアルはないとのことであった。「おはようございます」はいつまでか，「こんばんは」はいつからかなど案外難しい課題となる。

　「おはようございます」は10時半くらいまで，「こんばんは」は日没後に遣うなどと聞いたりするが，根拠は定かでない。国内に時差はないが，日本列島は南北に長く，多様な生活が営まれている。当然のことながら，地域や立場，年齢などにより言葉の遣い方には差がある。言葉は，気まぐれな風のようでもある。自分の言葉が相手にどのように響き，どこにどう流れていくかわからないことがある。誤用であっても，多くの人が遣えば，それがそのまま定着したりもする。たとえば，出生だが「しゅっせい」と読む人が増えている。「お疲れさま」もその一つになるのかもしれない。

　しかし，「おはようございます」の代わりに「お疲れさま」が遣われるとしたら，それはふさわしくないであろう。夜勤明けの人たちにはねぎらいの言葉となる「お疲れさま」だが，それぞれの場面にふさわしい言葉遣いを考えたい。あいさつ言葉を身につけるのは簡単そうで簡単ではない。遣う側も耳にする側も違和感のない適切な言葉遣いを学習し，魅力行動とあわせて用いたい。

(4) あいさつのマナー

　マナーは，ヨーロッパでは「他人に好感を抱いてもらうための社交術・処世法」と定義づけられた，相手に愛され受け入れられるための行為である。人を紹介するときのマナーの基本は，①年少者から年長者へ，②職位の下の人から上の人に，である。しかし，親和的ムードをかもし出すため，年長者から年少者に，また職位の上の人から下の人に声をかける場合もある。年齢，性別，職位に関係なく"自分から"を心がけたい。

　あいさつは，「自分からあいさつする」「相手のあいさつを受ける」「あいさつされたらあいさつを返す」のが礼の魅力行動となる。あいさつは行う以外，あいさつが不要もしくは控える，という場合がある。あいさつすることで相手に負担をかけるかもしれない，という想像力が必要である。

あいさつを控えるさいは,「控えの態度」をとる。それは, その場から少し離れたところに控えて待っている態度である。これはしかし, 必要なときはいつでもタイミングよくあいさつできるように構える態度のことである。口元は閉じる。

　患者に接するさいは, あいさつからはじめよう。たとえば, 看護師があいさつのないまま体温計を差し出すとしたら, 患者は, 一瞬「なに？　この態度は」と思うであろう。

　「はじめまして。実習生の○○太郎と申します。いたりませんが, よろしくお願いいたします。体温を測ってください」

　「こんにちは。看護師の○○花子です。調子はいかがですか。体温をお計りしますね」

　「おはようございます。きょうは, お天気がいいですね。体温を測る時間ですよ。変わったことはございませんか。遠慮なさらずになんでもおっしゃってくださいね」

　同僚を紹介するときは,

　「同僚の○○太郎看護師を紹介します。私同様, よろしくお願いいたします」

などと言う。紹介のタイミングがずれたり, 自己紹介をし忘れたりしたときには,

　「申し遅れましたが, 私（こちら）は, ○○花子と申します（○○花子さんです）。よろしくお願い申し上げます」

などとあいさつする。あいさつ言葉は季節や一日の時間帯によって変え, 初対面では所属と氏名（苗字と名前）をはっきり告げる。

(5) 現場の実践

　工事現場ではたいてい標語を掲げている。ある現場には,「5S運動」と書いた横断幕があった。中身は,「整理・整頓・清潔・清掃・しつけ」である。「あいさつ運動」もある。危険と隣り合わせの現場では, 個々人の自覚は無論だが, 互いに声を掛け合い動作の確認をすることが事故を未然に防ぐのに役立つとして実践されている。自分の身を守るのをおろそかにしたり, 相手を気遣う

態度が身についていないようでは，事故を防ぐことなどできない。これは，経験則からも導かれる。

40年も昔になるが，私が勤務した日本航空では，当時，ZD運動が盛んであった。"Zero Defect"といい，"欠点や弱点をなくす"すなわち無事故運動である。航空機の事故は，一本のネジのゆるみから起こることがある。それは，担当した者あるいはグループの不注意，思い込み，気のゆるみなどと無関係ではない。現在，機内では携帯電話の電源を切ることになっている。そうしないと，計器に誤作動を生じさせ，事故につながりかねないからである。事故を起こさないためには乗客の協力が不可欠であり，そのための啓発が肝要だ。

スチュワーデス（当時：現フライト・アテンダント，キャビン・アテンダント。客室乗務員）は，保安要員であるのを第一とする。サービスは3Sで示し，それらは，"Smile, Smartness, Sincerity"（笑顔，機敏さ，誠実さ）である。スチュワーデスは，1930年，アメリカで誕生した職種で，先駆者のエレン・チャーチは看護婦の資格を持っていた。そのため，「エア・ナース」とも呼ばれていた。ナースの心遣いや看護知識が乗客サービスに役立つとされ，採用条件に，しばらくは看護婦の資格が問われた。

私の知る多くの看護師は，向上心に富み，謙虚さや誠実さがあり，患者のことを第一とする考え方や行動を身につけている。好奇心があり，文化や自然，芸術に親しむ態度がある。音楽やスポーツが好きな患者と会話するために，歌舞伎やミュージカルの舞台を鑑賞したりスポーツ大会に足を運んだりする人たちがいる。職業意識は，そういった貪欲な態度に表れている。

3　プロフェッショナルの魅力行動

NHK教育テレビの「日本の伝統芸能」という番組に，歌舞伎役者で人間国宝の坂田藤十郎丈が出演していた。若いころの修業について話すなか，「演出家で監督の武智鉄二氏と出会ったことが転機になった」と，"出会い"の大切さを語っておられたのが印象的であった。

武智は，当時中村扇雀，現坂田藤十郎丈に，一流の師匠を紹介し，一緒に稽古にもついていった。武智という「師」のお蔭で，扇雀は変わった。「師」

とはありがたいものである。直接指導したのは，一人は義太夫の師匠で発声や息の使い方を，一人は京舞の師匠で歩き方を学んだ。来る日も来る日も同じことを稽古した。

そのうち，舞台で体全部を使ってしゃべり動いても息が切れなくなった。腰の揺れない歩行法を学んだので，踊っても型がくずれなくなった。舞台でどのように舞い踊っても息はあがるどころか，すぐにセリフが言えるのである。プロなら当たり前のようだが，しかし，だれにもできることであろうか。木戸銭（入場料）を申し受けて芸を見せるからには，目の肥えた観客の目に耐えられる芸でなければならない。それには，稽古しかないのである。

「型は決まりではなく，いつも同じではない。心が入ることによって形になる」などと発言されていたのが印象に残った。

看護師は，目の前の患者に精一杯のもてなし（看護）をするのが仕事だが，そこに"看護の心"が入っているかいないかで患者の受け止め方は違ってくる。仕事の多くは来る日も来る日も同じことの繰り返しといえる。

しかし，看護の対象となる人にとっては同じではない。一期一会の出会いだからこそ真剣に取り組まなければならない。患者の気持ちに振り回されたり，格闘したりすることもあるであろう。それを繰り返すなか，病院という舞台で仕事ぶりが見事に決まるようになり，看護師としての成長が見込めるのではなかろうか。患者は，そんな看護師に看護して欲しいと願っている。

『和解』（志賀直哉［1949］）に，つぎのような一節がある。

　彼は実際相手の内にあるよきものを抽き出す不思議な力を持っていた。又彼は心と心の直接に触れ合う妙味をよく理解していた。この事で彼に失望させられた事は一度もなかった。自分には和らいだ，そして緩みのない気持の日が続くようになった（61頁）。

　M夫婦はその時の自分の気分に一番適切な気持で自分に対していてくれた。自分の気分は言葉は使わずに三人に通う気分の上だけで慰められた。二人は少なくない荷物を持っていたが，自分の多い荷物の一部を分け持ってくれた（80頁）。

看護師が，「心と心の直接に触れ合う妙味をよく理解」する人であるなら，

それは，患者にとって救いになる。また，言葉を交わすことなくしかし心の重荷を分け持つ態度には，「察し合う」コミュニケーションの深みと重みがある。

患者の苦しみに共感し，背負っている重荷を少しでも軽減してあげたいと思う気持ちが根底にあってこそ，看護能力は向上するのではなかろうか。

4　お辞儀と魅力行動

「日本はお辞儀の国」というが，お辞儀は世界共通のマナーといえる。昔から，礼の心は形に表れも表すこともでき，また表すべきものである，といわれる。礼儀の本意は「心がこもっている」ことにある。お辞儀もそうありたい。

(1) お辞儀の種類としかた

お辞儀には，立って行う立礼(りつれい)と座って行う座礼(ざれい)がある。看護師は，日ごろ，立ち働く職業であり，お辞儀は主として立礼となる。看護師の丁寧なお辞儀，美しいお辞儀，颯爽としたお辞儀などに接すると，患者はそこに知的でプロフェッショナルな雰囲気を好ましく感じる。その逆に，だらしないお辞儀，だれにしているのかわからないようなお辞儀をする看護師には，よい印象をもつことはできない。また，信用が置けない気分にもなるであろう。ひいては，看護能力まで疑われかねないのである。

お辞儀をする対象は生きている人だけではない。息を引き取った人に対し，恭(うやうや)しくお辞儀する態度に遺族は慰(なぐさ)められる。お辞儀は，姿勢を正して行うとよいお辞儀になる。魅力行動学®でいうよい姿勢とは，額を立て，頭頂を天地と一本の線で結んだ形をいう。腰を安定させ，額を意識することにより，視線の行方(ゆくえ)が定まる。

身につけたい浅い・深いお辞儀

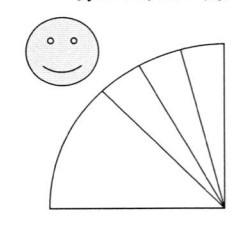

① 15度　会釈
② 30度　敬礼
③ 45度　最敬礼
④ 90度　拝礼

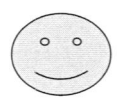

お辞儀は，腰から頭まで一直線とし，腰を丁寧に曲げる。顎(あご)は出さない。お辞儀の深浅(しんせん)により，そろえた両手は大腿の適切な位置に置く。それらの手の位置は，①会釈→大腿付根，②敬礼→大腿中央，③最敬礼→大腿下部，④拝礼(はいれい)→膝の上，となる。

(2) お辞儀と止めの作法

　お辞儀は、相手の手前で足を止め、ほどよい距離を保ち正対して行う。腰を曲げ、体を止めたところで息を吐き、吐き切ったら息を吸いながら上体を起こす。そして、元の姿勢に戻ってから息を吐く。すると、肩の力が抜け、発声しやすくなる。こうした「止めの作法」は、体の動きにメリハリを出すのに有効である。

　相手の呼吸に合わせたお辞儀ができるように、日ごろから意識して行いたい。

　相手の呼吸に合わせた振舞いは、簡単には身につかないものである。話すさいも、相手の呼吸を意識するしないにより気持ちの伝わり方が違う。

　相手より心持ち深くお辞儀すると丁寧な印象を与える。お辞儀の深浅（角度は参考）に留意し、心を込めてお辞儀をすることを習慣としたい。

5　笑顔と魅力行動

(1) 病室のドアは笑顔で開けよう

　晩年、入退院を繰り返した母は、「笑顔で病室を訪れる看護師さんに慰められる」とよく言っていた。映画評論家の故淀川長治氏は、入院先のドアに「このドアを開ける人は笑顔で開けてください」と張り紙をしていたという。病人の前だからといって、笑うのを控えるのがよいというわけではない。病いと闘っている患者のなかには、明るい看護師やユーモアのセンスが感じられる看護師が好きだ、という人が少なくない。私の周りの声はそうである。病人だからこそ、といえることではなかろうか。

　患者は、笑いたくない自分や笑えない自分に寂しさを感じている。元気だったころを思い、複雑な心境がある。しかしときには、心と裏腹に笑ってみせたりもする。そしてそんな自分に疲れる。一瞬でもいいから患者の笑顔を取り戻したい、という気持ちで看護に取り組みたい。

　笑いは、人間に与えられたパワーである。そのパワーのない人や減じた人への思いやりを表現するのが魅力行動となる。

　「あなたの笑顔を見たいから、私は笑顔でいたいのです」（古閑［2001］8頁）

(2) 笑顔の効用

笑顔の効用は，表情研究からもあきらかである。他人に好印象を与える笑顔といえば，赤ちゃんの愛らしい笑顔にかなうものはないであろう。口角が自然と上がり，顔の中心から笑顔が広がるさまは人を引きつけてやまない。見ていると，つい自然に笑みがこぼれる。

笑顔は，身体の開放感の表現となる重要な魅力行動である。笑顔は，近くで見たり見せたりすることで効果が倍増する。笑顔を惜しまない態度は，人に好感を与える。目が合って，ニコッとされるとうれしい気持ちがわいてくる。口角を上げるだけでも，表情が明るくなる効果がある。

一緒に働くならどんな人がよいか，普段から考えていただきたい。だれしも，気持ちにムラがなく笑顔の素敵な人と働きたいのではなかろうか。辛いとき，悔しいとき，悲しいときなど，それらの思いにいつまでもとらわれることなく，笑顔で自分の持ち場に戻り，なにごともなかったように仕事をする。そうありたい。他人とのつき合いも大事だが，自分（の内面）とのつき合いもおろそかにしてはならない。

さまざまな病状を訴える不特定多数の人びとと接する"病院"という職場では，意識して快適に過ごすことや快適に過ごしてもらうことを考える習慣をもちたい。自分自身の"心の健康"を意識して働くことが肝要である。笑顔で仕事をする態度は，職場環境の向上に有形無形に貢献していることになる。

笑顔が素敵ですね，と褒められたら素直に喜びたい。「笑顔はその人の教養を表す」といっていた母の教えを忘れたことはない。

(3) 笑顔のエネルギー

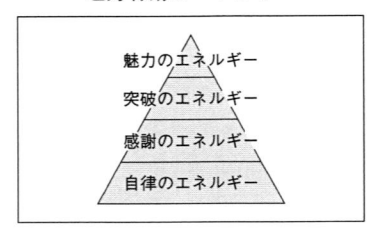

「魅力行動のエネルギー」を示し，付随する「笑顔のエネルギー」について述べる。

笑顔は豊かな表情の象徴であり，万国共通のコミュニケーションである。だが，国際社会では，あいまいな笑顔は誤

魅力行動のエネルギー

- 魅力のエネルギー
- 突破のエネルギー
- 感謝のエネルギー
- 自律のエネルギー

解を生むので気をつけたい。人の失敗を見て笑うのもいただけない行為となる。日本人同士なら、悪気(わるぎ)のない笑いだとわかる場合でも、外国人にとっては理解できないことがある。失敗は笑うものではなく、対処すべきものである。

笑顔を重視するのは、①身体の活性化に貢献する、②相手を受け入れる余裕の表情を示す、③硬直した場面を打開するほどの威力がある、④"幸せオーラ"となって他を益する、からである。医療の場でも、"笑い"の効用が認められるようになってきたが、「患者に笑いを」「職場に笑顔を」という取組みはもっと広がってよい。

ビジネスに笑顔が期待されるのは、よい印象を与え場が和やかになるほか、仕事を理解し、余裕をもって取り組んでいるのが伝わるおとなの身体表現だからである。病院も例外ではない。いや、病院ほどおとなの振舞いが求められるところはない、といっても過言ではない。

笑顔で接する、笑顔で話す、笑顔で話を聞く、そして、笑顔で感謝する人に、人は好感をもつ。そこには、必ずよい空気がかもし出される。よい空気は魅力行動のエネルギーに満ちているといえる。

第2節　日本文化に学ぶ魅力行動

ここでは、日本文化のなかに魅力行動のヒントを探ることにする。看護師は、時・所・場合（TPO：Time, Place, Occasion）および人間関係を明確に理解し、行動が的確なことが求められる。

1　茶道に学ぶ

「病室を歩く時は、お茶の歩き方が一番よい。なぜなら、物静かで、足音も低く、だいいち空気の動揺が少ないので病人の体にさわらない。」これは、ある医師の言葉である（千宗室［1981］5頁）。

茶道(ちゃどう)は、わが国の伝統的総合文化であり、点前(てまえ)の作法だけでなく、稽古を通して自己を修練し、相互に尊重し合うことを学ぶ。「点前ができる」「知識を修得する」「働きが自在にできる」ことを、「実・学・道」として示す（裏千家）。そのため、客となり亭主となって、もてなし合うのに必要な作法や心構えを稽

古するのである。道具の扱いを慎重にし，粗相のないように振る舞うことで，合理的で美しい所作が身につくとされる。

看護学生は学習の一環として臨地実習を行うが，自らがベッドに横たわる入院実習がある。客となり主人となって稽古する茶道のように，両方の立場を理解したうえで，看護科学を探究されたい。

(1) 準備の大切さ

点前を行うさいは，つぎのことに留意する。

①水屋（台所）を手伝う人たちにあいさつする，②衣服を整える，③必要な道具類および予備の道具などを準備する，④手順および忘れ物がないかどうか確認する，⑤終了後，道具を元通り正しく片付ける

点前中および片付けのさい，道具の向きや置き方等に細心の注意を払う。

仕事は，あいさつして取り掛かると気持ちよく進むことが多い。職業人はあいさつの重要性を体験知として活用し励行している。あいさつをおろそかにすると，他人から信頼を得るのは困難となるであろう。患者や同僚，スタッフに好感を与えるあいさつができる看護師でありたい。衣服を整えることには，見た目の印象がよくなることと気持ちがひきしまる効果がある。

実際の仕事では，看護記録を確認し，患者のところに出向き適切な処置・対応をし，関係各所・各位と連携しつつ看護の実をあげるよう努める。「準備のよいのは半ばの勝利」というが，仕事には，終了と同時につぎの仕事がはじまる側面がある。毎回，手際よく準備する魅力行動を身につけたい。

(2) 客を迎える

茶会の客は招かれるのが原則である。会費を払って参加する場合でも，「お招きいただき，ありがとうございます」とあいさつする。亭主は「お越しくださいまして，ありがとうございます」と返し，心を込めて客をもてなす。

病院は，広義のホスピタリティ産業（宿泊，飲食，社交クラブ等，飲食サービスを共通の事業内容にもつ）である。ホスピタリティ（hospitality）の語源はラテン語のホスペス（hospes）で，「鰥寡孤独」「貧者」「寄留の外国人」等に対する「もてなし」を意味する。病いがあれば，なおのことである。

患者は，受診のさいや入院し看護してもらうと，「診ていただいてありがとうございます」「よくしていただき，感謝しています」などとお礼を言うことが多い。これまでは，どちらかといえば，患者が一方的にあいさつすることが多かったといえよう。近年，病院は患者に対し，「お越しいただき（ご利用いただき）ありがとうございます」という気持ちや態度を表明するようになってきた。毎年，健康診断の案内を送ってくる診療機関，半年ごとに来院を呼びかける歯科医院など，今では患者サービスに積極的な取組みが多く見られるようになってきた。

　もてなしは「温かく迎える」のが原則だが，病院では時に応じて毅然と接することが求められる。看護教育は，胆力（度胸）の形成を視野に入れる必要がある。毅然とした魅力行動が必要な背景に，看護師への暴言・暴力は医師へのそれよりもはるかに多い，といわれることがある。魅力行動学®では「心力」を高めることを強調している。

(3) 空間を整える

　茶室は「和敬清寂」を旨とし，これを四規という。病院側と患者をはじめとする病院を訪れる人びとが治療や看護に一体となって取り組む「和」，相手を敬い自分を慎む「敬」，環境が清浄である「清」，なにものにも乱されない静かな心の「寂」が，病院という空間に満ちていれば，また，それを意識し目指して働く人びとがいるならば，そこに看護の環境は整えられた，といえるであろう。

　病院には，病室，待合室，診察室，検査室等さまざまな施設や設備空間がある。それぞれの目的に応じたしつらい（設備）について，「和敬清寂」の視点から考えたい。

(4) もてなし

　一般にも，もてなしにはお茶がつきものである。茶道では，亭主は「なんのおもてなしもできませんが，どうぞゆっくりとおくつろぎください」と謙遜しつつ，客への歓待に意を尽くす。客は心休まる空間で茶を喫し，現実を忘れてひとときくつろぐ。そして，非日常から日常に戻る活力を得るのである。

「病院のもてなし」はなにをもってして成るであろう。病いの改善快癒を目指しても、残念ながら患者の期待に応えられないことがある。「医療とは最善の行為を保証するが、最高の結果まで保証するものではない。」これは、ある医師の言葉だが、医療従事者は、患者の日常への復帰を目指し最善を尽くすのみである。

茶会終了後、亭主は客を見送る。客が振り返ると亭主が見送る姿があり、互いに別れを惜しむ気持ちが伝わり、余情残心の景となる。人生は、「迎える→もてなす→送る」行為の連続である。病院には永久の見送りもある。患者や関係者が振り返ったとき、あなたはどこにいるのか。

2 接心に学ぶ

「魅力行動学®ゼミナール」の学生と、北鎌倉にある円覚寺居士林＊の夏期学生大接心に初めて参加したのは、今から20年前のことである。そのときのことはよく覚えている。なにしろ期間中風呂に入れなかった。翌年から入浴が許された。湯を浴びるだけだが、あんなにさっぱりした気分になったことはない。

三泊四日の期間中（現在は二泊三日）、居士林の定めた日程にしたがって行動する。それは、非日常以外のなにものでもない。在家（一般人）であっても修行の場に身をおくからには、それ相応の覚悟が必要である。十数年参加したが、毎年、発見や気づきがあり、苦しいなかに楽しみがあった。

(1) 接心に参加する

魅力行動学®は、「出会い・魅力・行動」をキーワードに、人や組織などの「魅力行動」を研究する目的で創設した。行動体験を重視し、はじめ茶道を手掛かりに魅力行動研究を進めるなか、禅の心を茶の心とする茶禅一味を体験したいと思い立った。裏千家社中の方に円覚寺をご紹介いただき、居士林を訪れた。

それまで、お茶の稽古の前に壁に向かって座り心を落ち着ける、という動作はしていたが、本格的な修行はしたことがなかった。坐る、歩く、お辞儀す

＊臨済宗、円覚寺派大本山。1282年、北条時宗の開創。居士林は在家修業者の坐禅道場。男性は居士、女性は禅子と呼ばれる。

る，声を出す，などの身体作法に真剣に取り組んだ。まれにだが，一回の座る時間を「短い」と思うことがあった。そのときは，不思議と体は楽に感じた。接了後の達成感はなんとも言えず，参加した学生たちと飲むお茶は格別であった。

人生は修業の連続であり，いい加減な修業ではよい結果にはならない。接心が近づくにつれ胸がどきどきするのは変わらなかったが，自分を見直す機会として取り組んだことは今に生きているといえる。

(2) 規　則

修行中はとくに，作法を厳守する。人の精神活動や行動のありかたは，言葉で説くだけでは十分とはいえないであろう。言葉がじゃまになる場合もある。具体的な身体行動の作法として示すのが，心身一如（しんしんいちにょ）の実現に寄与する。「能書（のうがき）」だけでは，人はついてこない。

居士林の「学生大接心の心得」より，規則をあげる。接心中は修行に専心し，余計なことを考えたり行動しないように努めることが求められる。職場も同様である。一所懸命に励みたい。

① 堂内の出入り時および外で人と行き違うときは合掌低頭し，静かに歩く
② 私語厳禁。呼ばれたら「はい」と返事をする
③ 用もないのに関係部署に立ち入らない
④ 禁酒・禁煙・禁間食・禁化粧・禁無断外出
⑤ 聖典は常に身につけ，粗末に扱わない
⑥ 気分が悪くなったら，すみやかに担当に申し出る
⑦ 私物等荷物はまとめておく
⑧ 節水を心がけ，水音を立てないように使用する
⑨ 蒲団は正しく畳み，定位置にしまう
⑩ 食事中は一切音を立てない

仕事中は，余計なことを考えると失敗する可能性が高まる。「今この場で取り組むこと」に集中する態度を養いたい。

(3) 修行中の心得

坐禅を正しく行うためには,「調身・調息・調心」に留意する。調身は姿勢を正して構えること,調息は息を深く整えること,調心は調身・調息によって精神を安定させることである。臨済禅は,対面式で坐を組む。目は閉じず半眼にし,1m先を見る。数息観呼吸法といって,声に出さず「ひとつ,ふたつ→とお」まで数えたらまた「ひとつ」から数えはじめる。よい坐相とは,背筋を伸ばし,できるだけ深く息を吸いゆっくり腹を押し出すように吐く姿である。ご指導いただいた円覚寺の慈雲老大師(当時管長)は,「地球の真ん中とつながっているような気持ちで坐れ」とおっしゃっている。

修行中,三黙堂(坐禅堂,浴室,東司〈トイレ〉)もしくは食事堂を加えた四黙堂での私語は厳禁である。経行中(修行中の歩行)は叉手当胸(両手をみぞおちの上で組む)し,両手はぶらぶらさせない。

居士林で学んだことは,「なにごとも心を込めて行う」「私語無用」「余計なことをせず,すべきことはすみやかに行う」「無駄を省き,規則を遵守する」「早めに取りかかり,丁寧に行う」「他者に配慮し,集団行動は流れるように行う」などである。声を出すときは出す,黙すときは黙すなどのほか,動く・動かない動作を徹底することで魅力行動が身についてくる。

職場に作法は不可欠であり,今いるところで励行したい。

3 武士の作法に学ぶ

(1) 礼法とは

弓馬礼法小笠原教場31世の小笠原清忠氏は,小笠原流礼法の条件として,①正しい姿勢の自覚,②筋肉の働きに反しない,③物の機能を大切にする,④環境や相手に対する自分の位置を常に考える,をあげている。

実用的で効用的であるのが礼法であって,体の無駄な動きを省くことや必要最低限の機能を使用するのが大事である(小笠原[2007]10頁)。武士は,平時の身のこなしが実用的で美的なこと,緊急時にはことに応じた態勢がすぐにとれるのが必須である。小笠原流は,それを「実用・省略・美」の観点で探究している。

いかなる場合もすばやく落ち着いて行動するには，体や物の機能を理解し，常に先を読んで身体行動に移す訓練が必要である。緊急時はなおさらである。

(2) 無駄を省いた動き

動作の表現は，日本語で，「所作，立居振舞，行住坐臥，起居，挙措」などという。言葉を遣うバーバル・コミュニケーション（verbal communication）に対し，ノンバーバル・コミュニケーション（nonverbal communication：言葉によらないコミュニケーション）である。所作は「からだのこなし。そぶり。おこない。ふるまい」，立居振舞は「起居と動作。身のこなし。日常の動作」，行住坐臥，起居，挙措は「日常の立居振舞」のことで，どれも「立つ，座る，歩く，回る，横になる，物を持つ」などの動作があたる。

体の機能的な動かし方を知る知らないでは，身体・自己表現に差が生じるほか，無理に動かすと体の部位に歪みが生じたり疲労度が増したりする。行動のしかたは美的印象にも影響している。看護に必要な，無理や無駄がなく効率的な動作は，第5章の看護技法のバイオメカニクスで述べられている。

職場での魅力行動は，実用的で理にかなった動作でなければならない。たとえば，椅子に腰掛けて執務するときは足を投げ出したりせず，下肢はまっすぐおろす。足を投げ出すのは仕事の態勢とはいえない。なぜなら，立つとき，投げ出した足をいったん引いて揃える動作が必要だからである。"立つ"のに一手間かかるようでは仕事中の態勢とはいえない。ことが起これば即座に対応できる身体行動や態度を身につけることで，機敏な行動とロスタイムを減らすことが可能となる。そこに，心構えが必要となるのはいうまでもない。

(3) 行動の教養

職場や生活環境にもよるが，日常，外来語を使う機会が増えている。「作法，礼法，礼儀作法」という言い方は古いといって「マナー」（manners）という人が多い。「マナーとは，言わば"行動の教養"のことで，そしてマナーの根源は礼法にある」（小笠原［1978］2頁）といわれ，社会生活を送るうえで，それぞれの場面に応じた「行動の教養」が必要である。

小笠原清忠氏は，「人の持つ教養は言葉や動作を通じて第三者に響く」と述

べ,「豊かな知識,学問的深さがあっても,社会人として普通の交際ができない人は失格」と述べている（[2007] 17頁）。「交際」は「つきあい,まじわり」のことで,だれにも必要な人同士のコミュニケーションである。

しかし,近年,コミュニケーションが不得手な人が増え,「はい」という返事すらしない人やできない人がいる。IT化が進んだ日本で,ネット社会の住人の匿名性・不透明性・攻撃性の高い関与のしかたが問題となっている。それは,相手の息遣いが聞こえるような言葉や動作をともなう"心に響き合うコミュニケーション"からは,程遠いものである。

看護で行う直接・間接的触れ合いは,看護の実をあげることに影響する。話し下手,人嫌いでは看護師として不適格といわれてもしかたなかろう。看護師の行動の教養は,看護を通して発揮するものである。それは,看護の先達が掲げた「親切・丁寧・確実・敏速・勇気」（真島智茂）の実践にほかならない。乱暴な言葉遣い,がさつな行動,機材や装置を正しく扱わない,といった行動や態度に信頼がおけるはずはないのである。

正しい姿勢や動きを身につけた,無理や無駄のない能率的な身体行動のなかに,なにげない美しさが表現されることがある。それは,見る人や接した人が,"気分がよい"と感じる魅力行動といえる。

行動のしかたは,普段の行動の積み重ねであり習慣のなせる業となる。医師は「国手」という。薬剤師を「心手」（安岡正篤）と呼ぶ人がいる。看護師を「愛手」（古閑・畑中 [1993] 43頁）と呼ぶのは,患者に礼を尽くして看護に真剣にいそしむことを前提とする。看護に必要な知識や技術をもち,機材や物品を丁寧で的確に扱う態度があればこそ,といえる。

第3節　実務と魅力行動

ここでは,実務とそこで期待される能力について取り上げる。看護師は,看護業務のほか電話を受けたり書類を作成したりするなど,他の職種と同様の一般的な業務がある。病院の内外,国外等で活躍する機会があり,看護師は実務能力を身につける必要がある。

第3章　看護と魅力行動　61

1　業務の分類と種類

業務は，定型業務（ルーチンワーク routine）と非定型業務（ノンルーチンワーク non-routine）がある。前者は計画的・日常的業務，後者は突発的な業務を指す。

2　仕事と身だしなみ

仕事は，身だしなみを整えてから取りかかりたい。職務中でも，ときおり見直す余裕をもちたい。身だしなみとは，以下の5点をいう。

(1)　髪型・頭髪

人前に出る職業は，髪型を整え，頭髪を清潔に保ち，好印象を与えることが不可欠である。第一印象の大切さはいうまでもない。それは，"見た目"が左右する。髪はその象徴である。人は，見た目の印象で，話しかけるかどうか，付き合うか付き合わないか，信頼できるかどうかなど，意識的・無意識的に決めている。直感を大事にする人はなおさらである。第一印象の好悪は，その後の診療や看護に影響をおよぼすといっても過言ではない。

近年，ナースキャップを着帽しないようになってきた。髪の色，質，長さ，匂いなどに配慮し，女性は化粧にも注意する。男女とも爪の手入れは怠らないなど，身奇麗にして働くことを心がけたい。爪の長さは，手のひら側から見て見えないくらいに整える。身奇麗な看護師の世話になりたいと思うのは人情である。

(2)　服　装

制服で勤務する者は，制服に込められた意味を理解するのが基本である。服装が自他におよぼす影響は知られている。制服はただ着るのでなく，職業に付随してある誇りをまとう気概が必要だ。

白色のユニフォームに身を包んだ看護師には，にこやかではきはきした態度，そして，きびきびとした仕事ぶりが期待されている。白という色には「清い，正しい」などの意味がある。そのような態度に患者は信頼を寄せている。

(3)　言葉遣い

敬語に苦手意識のある人へのお勧めは，「ウマイオイモ」（石平光男）だ。こうした謙譲語を意識して遣うとよい。謙譲語は，自分や自分の身内の動作を

謙譲語の遣い方

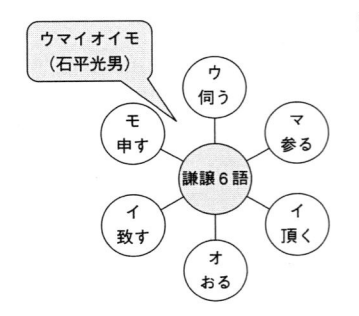

- 伺う：そちらにうかがいます／〇日にうかがいました／うかがったことがあります
- 参る：これからまいります／あのあと父から電話がまいりました／お聞きしてまいりました
- 頂く：お先にいただきます／いただいた資料は保管しました
- おる：受付におります／警報が鳴っておりました／どなたかおられますか
- 致す：私がいたします／私どもでいたしました／そういたします
- 申す：あの場でもうしたとおりです／看護師長がもうしました

など

ウマイオイモ（石平光男）

謙譲6語：ウ伺う／マ参る／イ頂く／オおる／イ致す／モ申す

へりくだることで相手に敬意を示す言葉遣いで，遣う側も聞く側も"オイシイ"言葉遣いとなる。

共通語のほか，地域語は親しみやすさや安心感を与えるので大いに学び，遣いたい。地域特有の言葉遣いを学ぶ必要がある。たとえば，「なおす」は，漢字で書けば「直す」と「治す」だが，耳で聞いただけではわからないことがある。中国地方では，「片付ける」の意味で遣うこともある。新潟では患者が，「朝から膝がやめて，やめて」と言うことがある。「病めて」すなわち「病んで」という意味である。なんとも言えぬ違和感を指す言葉でもある（読売新聞2008年10月26日）。

話すときは，自分の話が通じているかどうか，常に相手の反応をみながら話すよう心がけたい。相手に質問したり，大事な点は繰り返したりする。確実に情報を伝えるには，「話を組み立てる」「母音をはっきり発音する」「相手の目を見て話す」のが有効である。また，情報は整理して話す習慣をつけたい。

情報の取扱い

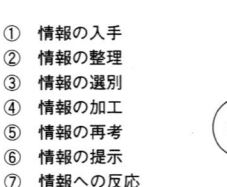

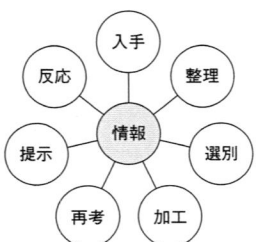

① 情報の入手
② 情報の整理
③ 情報の選別
④ 情報の加工
⑤ 情報の再考
⑥ 情報の提示
⑦ 情報への反応

情報：入手／整理／選別／加工／再考／提示／反応

(4) 態　度

　人は，他人の態度の良し悪しに敏感である。よい態度は，謙虚さ，誠実さ，公平さ，愛想のよさなど人柄のよさを感じさせる。それに触れた人が自然と安心感を覚えるような態度である。よくない態度は，不信，不満，不平などを引き起こす。横柄(おうへい)であったり，人によって態度を変える，などということがあるようでは，魅力行動にはほど遠い。

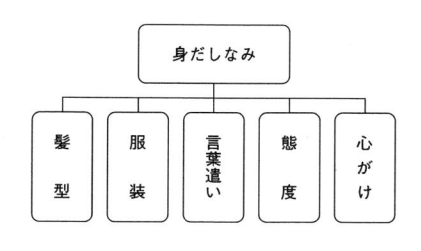

　よい態度を身につけた人は，自分の仕事を愛し，汚(けが)すことなど考えもしない。それは，あるべき職業人の態度である。本明寛は，知能，技能につづく「第三のモノサシ」として「態度能力」を示している。態度能力は後天的に養成される能力で，性格とは異なるとし，四つの特性をあげている（本明［1997］98〜99頁）。

　①　対人関係をよくする特性（**対人親和**）

　　協調性，指導性，共感性

　②　目標達成の原動力となる特性（**モチベーション，創造性**）

　　積極性，慎重性，責任感，活動性，持久性，思考性，自主性

　③　感情・情緒面を制御する特性（**コントロール力**）

　　自己信頼性，感情安定性

　④　社会的規範を守る特性（**役割意識**）

　　規律性，従順性

(5) 心がけ

　身の回り全般に対して心がけがよい人は，"身だしなみのよい人"といえる。職務に就くからには，不正や不公平な態度から最も遠い人でなければならない。なにごとも，日ごろの心がけが大事である。

　臨地実習の学生や新任のナースは，技術や知識，経験では先輩にかなわない。しかし，笑顔で明るく仕事しようと心がけるなら，それは，周囲に「やる

気」「まじめさ」「初心」「真剣さ」「ひたむきさ」などを印象づけることができる。患者は，そのような態度に気持ちがなごんだり気分転換している。心がけのよい人は職場の人たちから指導や助言を得やすく，患者が認める看護師は心がけのよい人である，といえる。

3　仕事の進め方

職務を理解するのは仕事の基本である。仕事は，そこで必要な考え方や行動を身につけてこそはかどる。成り行きまかせでは成果は期待できない。

(1) PDCAサイクル

仕事は社会や人とつながっている。仕事は一人でするものではなく，それは，パソコンの画面に向かっている人も例外ではない。

看護はチームワークである。PDCAサイクル（マネジメント・サイクル）を活用し，仕事の達成度を高めよう。仕事は，目標を設定し，計画を立案するところからはじまる。職務遂行にあたり，自分になにが求められているのか，自分の知識や技術は十分なのか，など，周囲を見回し自問自答する態度が肝要だ。

職場では，常に問題意識をもち，努力を惜しまぬ態度で仕事に取り組むことが要請(ようせい)されている。指示されたことだけを行うのは消極的な取組みである。積極的な取組みとは，患者にとって益となる仕事をしようとする態度である。たとえば，ナースコールを受けて病室に向かったさい，その患者の用を済ますだけでなく，同室の他の患者にも「なにかご用はありませんか」と聞くのは積極的な仕事のしかたである。自分が担当する患者以外見向きもしない態度には違和感を覚える。

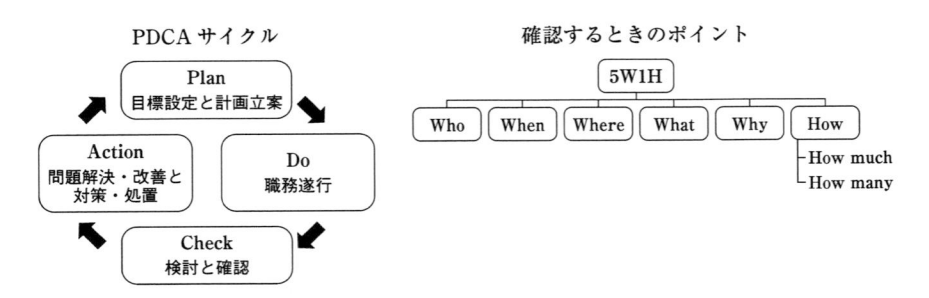

PDCAサイクル

- Plan　目標設定と計画立案
- Do　職務遂行
- Check　検討と確認
- Action　問題解決・改善と対策・処置

確認するときのポイント

5W1H
- Who
- When
- Where
- What
- Why
- How
  - How much
  - How many

(2) 報告・連絡・相談は内容を確認してから行う

　職場では，「ほうれんそう」が大事である。それは，「報告・連絡・相談」のことで，それぞれ内容を確認してから行う。とおりいっぺんの確認ではなく，5W1H（3H）を踏まえて念入りに確認する習慣をつける。

　仕事には，確認を怠らない態度が不可欠である。あいまいさを排除し，恐れず質問し確認する態度を形成したい。些細なことでも確認を徹底するなど念入りな態度が必要である。たとえば，患者の名前は重要な確認事項となる。ある学期のレポートで，私の名前を「古閑」でなく「古賀」と書いた学生がいた。担当教師の名前を間違えたレポートは受理しない，と言うと，手紙を添えて再度提出し直した。間違えた場合や，失礼があったときなどはすぐに対処しよう。とくに，謝罪する必要があるときは，タイミングを失することなく誠実に行うことが大切である。

　授業では「礼に始まり礼に終わる」を実践している。号令を掛けたりはしない。社会では，だれかが号令を掛けるのを待ってあいさつするような人は主体性がないと判断される。遅刻した学生には，あいさつし，理由を述べてから着席するよう指導している。

　職場は遅刻や無断欠勤をしてはならないのは自明である。遅刻したにもかかわらず知らん顔で仕事をすることは許されない。職場を離れるさいは，理由や帰院時間を明確にする。"報告・連絡・相談"は，家庭や学校などで日常的に求められることである。職場ではより徹底して行うよう要請される。これらは，業務として義務づけられる。一部の例外を除き，報告義務を怠ると，利用者に病院側の賠償責任を認めさせる重要な証拠になることがある。先輩や上司に判断を仰ぐ態度が必要である。

　一般に，職場には職位による上下関係がある。先輩後輩の関係も無視できない。職場では，命令や指示が出される。受けた者には，それらについて経過・中間・結果報告の義務がある。わからないことや悩みなどがあれば適当な人や部署の者に相談したり，同業・異業種の人たちと情報を交換して仕事を遂行する。"報告・連絡・相談"は，仕事を円滑に進めるうえで必須だが，相手を選

ぶこともある。

　報告は，5W1Hをもとに整理する。小さなミスでもすぐさま報告する。リスクを負うような事態は避けねばならない。第4章を参照されたい。失敗を含め，"報告・連絡・相談"がしやすい職場環境の整備が不可欠である。職場では相談しにくいといって，外部の人間関係や組織を利用することがある。ことが大きくなると社会問題に発展する可能性が生じる。職場自体に，的確な対応能力や解決能力があるのが望ましいといえる。たとえば，医療事故やセクシュアル・ハラスメントなど，"報告・連絡・相談"は患者に関することに限定しない。相談を受けた人や機関は，守秘義務を厳守する。なにより，相談者の利益を優先させなければならない。

　患者に不利益が生じないようにし，すべて把握し些細なことも見過ごさないのがよい看護師であるといえる。職務遂行にあたり，厳しい目が正当に光る職場でなくてはならない。なにかあればすぐさま関係各位・各所に"報告・連絡・相談"し，その後も確認を怠らないようにする。院内で問題が生じたもしくは問題を発見したさいも同様であり，それらはすべて記録する。データを集積し問題解決に役立てるためである。日常業務には，"ほうれんそう"パワーが必要だ。なにごとも予防が第一だが，なにかあれば即座に適切な対策を立て的確な処置を行う。

　なにごとか発生すると「待ったなし」で対処を要求される職場は，問題の把握から改善・解決にいたるまで，その過程を関係者全員が早い段階で共有するのが肝要である。"なにか"とは，患者の容態のほか，院内感染，食中毒，火事，盗難，事故などのリスクである。

　(3) 受　付

　受付は，「ひと・もの・こと」を受け付けるほか，受け付けないという判断をくだすところである。来院者や訪問者は，最初に受付に寄るか受付を通過して院内や病室に入る。その目的は，受診，見舞い，業務などさまざまである。安全管理のため，多くの病院が建物の入口に受付を配置し，入ってからも各科・各病棟に受付を設けている。受付には，不審者・物の侵入を防ぐ関所とし

ての役割がある。人や物品の出入りに目を光らせ，ときに阻止することもある第一関門と心得たい。

　病院の規模にもよるが，受付での記帳を義務づけ，監視カメラが作動しているところがある。危険な薬剤や個人情報を取り扱い，それらを保管する病院は，それだけに厳しい管理体制が求められる。受付は来院者や訪問者をにこやかに受け付ける一方，目的を確認し，受け付けるかどうか的確に判断しなければならない。

　職員に，顔写真入りの名札の着装を義務づけている病院は増えている。今後，患者あるいは見舞客，業者等に対し，一目でわかるバッジやシールを着装するよう依頼するだけでなく規則を定める病院は増えるであろう。安全管理に手を尽くし過ぎることはないのである。

　とはいえ，受付は，気軽に質問や相談ができる情報の受け渡し場所としても活用したい。正確かつ迅速な応対は，人や物の流れをとどこおりなくつぎへと橋渡しし，効率よく仕事を進める。受付で采配ができれば一人前である。

(4) 案　内

　案内が必要な場合，初診か再診か，予約の有無，VIP（Very Important Person：重要人物），障がい等の有無に配慮し，臨機応変に行う。場合によるが，メディア対策も考えておきたい。病院は，要人等の緊急避難場所として使われることもある。案内は裏から，ということがないわけではない。

　案内のしかたには，三通りある。それらは，①先導，②同行，③供，である。「いらっしゃいませ。看護師の〇〇花子と申します」「おはようございます。担当看護師の〇〇太郎です」などとあいさつし，自己紹介してから案内する。添える言葉として，それぞれ①「ご案内いたします」，②「ご一緒いたします」，③「お供いたします」などと言う。

　案内するときは，案内する人の左側

案内のしかたと言葉遣い

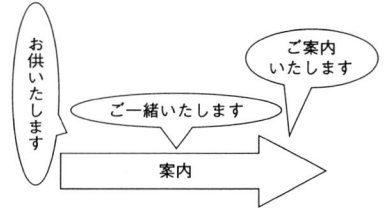

お供いたします　ご一緒いたします　ご案内いたします
案内　→

前方を歩く。これは、「右上位」のマナーである。同列に位置するのは親しい間柄(あいだがら)となる。それ以外は、こころもち前方か後方に位置をとって案内する。後ろから付き従う場合、前もって方向を提示するなど、工夫が必要である。あるいは、二人が付き添う場合、一人は前を、あとの一人は後ろにつく。あとについて行くときは、真後ろに立たない。ちなみに、エレベーター内でも、スペースがない場合は別だが、人の真後ろに立つのは避ける。整列以外は、真後ろはよけるのがマナーである。

(5) 見送り

第2節で「余情残心」について述べた。病院の見送りには、にこやかに見送る場合もあれば、失意の患者や関係者を見送る場合もある。私にも経験がある。

その病院では、亡母を連れて帰るとき、医療従事者だけでなくスタッフの方々までもが一列に並んで見送ってくれた。1月の寒い日であったが、だれもコートを着ていなかった。遺族として、感謝と申し訳なさで一杯になった。「終わりよければすべてよし」という。治療中はもちろんのこと、最後まで礼を尽くしてくださった病院関係者の姿は、今も脳裏に焼きついている。

(6) 電話応対

病院には院内外から電話がかかってくる。電話のベルがならない日はないのである。電話で相談を受け付けた場合、病院は相談料を請求する。電話応対にも、仕事上の自覚が求められる。

電話は、時と場合によるが、ベルを聞いた瞬間、受け手の心拍数を上げる可能性がある。院内では携帯電話の使用を禁じているが、そこで働く人たちはPHSなどを携帯している。電話は一方的な情報伝達手段としての側面をもつ。取扱いや応対のマナーに留意したい。

音声表現

電話応対の訓練は、重要なビジネススキル・トレーニングの一つである。女性に対し高めに発声するよう指導する向きもあるが、私は、自然な音声で話すよう指導している。だがそれは、そのときの気分で話したり、無防備に話したりしていいということではない。意識して歯切れよくしゃべりたい。

一般に，音声があまりにも高かったり低かったりすると，聞く側は一瞬驚いたり気が引けたりする。ぶっきらぼうな声，暗い声，ことさら小さな声などには，どぎまぎすることや不安が高まることがある。電話で聞く声はなおさらである。話すときは，つぎの4点のほか，同音異義語（端・橋・箸），類似音（いち・しち），固有名詞（こが・こば），英単語（rice・lice）等の発音に注意する。

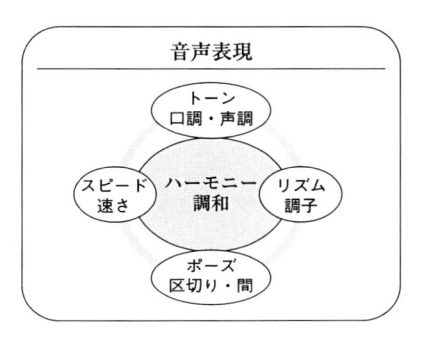

音声表現
- トーン　口調・声調
- スピード　速さ
- ハーモニー　調和
- リズム　調子
- ポーズ　区切り・間

① トーン（tone）　声の高低や口調
② リズム（rhythm）　声の調子
③ ポーズ（pause）　話の区切り・間
④ スピード（speed）　話し方の速度

電話応対

病院で働く人たちには，常日ごろ，声のトーンや話し方への配慮が求められる。声の質，大小，ぬくもりといったものが，患者やその家族・関係者に与える影響を考えてのことである。耳に心地よい話し方や声の高さなどを研究し，身につけたい。私の経験だが，発声にムラのない人は，気分のムラが少ない，あるいは感情をコントロールする能力の持ち主であることが多い。

電話で話すさいは，意識して相手に聞きとりやすい声や受け入れやすい声で話すのが肝要である。母音（あいうえお）を明確に発音すると効果がある。

情報は，多くを伝えようとして欲張らないのが大事である。電話，メール，ファックスなどのほか先方に出向いて口頭で伝えるなど，伝達方法はときに応じて使い分けたい。企業等は，情報管理は危機管理の一環に位置づけている。電話の会話の録音を義務づけているところもある。電話での言葉遣いや話す内容には常に気をつけたい。周囲にも気を遣いたい。第三者が聞いていることもある。早朝の電話は，ベルがなっているあいだに咳払いなどし，声の出を確認してから受話器をとる。

電話応対の留意点

簡潔丁寧に話す（5W3H）
- 資料を用意する。メモとペンは必携
- あいさつし、相手を確認する
- 部署名や自分の名前を名乗る
- 用件を聞く、または伝える
- 疑問点は確認するなど臨機応変に応対する
- 要点は必ず復唱する
- 原則としてかけたほうが先に切る

電話の性質と機能

- 公共性
  - 病院等組織を代表する声となる
  - 正確な情報を伝える
- 随時性
  - 時間や場所を問わない
  - いつでもどこでも相手の意思が優先する
- 閉鎖性
  - 原則として二者間の会話である
  - 一方的に入る
- 多機能性
  - 録音など記録ができる
  - ファックスの受発信ができる

仕事の電話は，使い方や話し方に配慮が必要だ。病院は早くから，ポケットベル，PHSなどの通信機器を医療の現場に導入し，活用してきた。主として緊急事態への応対が目的である。病院のサービス向上を目指すうえで，電話は不可欠であり，応対能力の向上が必須となる。

(7) 茶菓のもてなし

ペットボトルのお茶の売上げは年々上昇し，若者の間でも，お茶好きは増えている。しかし，それは，あくまで手に入れやすく飲みやすいペットボトルのお茶のことである。彼らが自分で湯を沸かしてお茶を飲みたいかどうかはわからない。

私の経験では，そういった若者はいまや少数派だ。「急須（きゅうす）」という言葉や，お茶の入れ方を知らない若者は着実に増えている。授業で，湯の温度，茶葉の種類や量，お茶の色や香りなどについて実際に学ぶ機会を設けているが，そのような配慮をするのか，と驚く学生もいる。「お茶を飲む」といえば，自販機に買いに行くのが若者の常識といえるほどである。手を差し出すのは"コインを頂戴"のサインである。「銘柄（めいがら）は」と聞くのは，気（き）が利く態度となる。

とはいえ，通常，家庭でも企業等でも，来客にはお茶を出すことが多い。「お茶も出なかった」といえば，「客扱いされなかった」「マナーを知らない」と同じ意味に遣われる。病院は，通院患者にお茶を出すサービスをしているわけではないが，入院患者や仕事等で来院する人たちにはお茶を出している。看護師がお茶を出して相手をすることもあるであろう。便利な給湯器や自販機を

活用する以外，一杯のお茶の効用を見直し，お湯を沸かし急須や湯飲みをととのえて，おいしいお茶を入れる気持ちや時間を大切にしたい。おいしいお茶の入れ方を知っている看護師になっていただきたいのである。それは，たしなみのある看護師の態度といえる。

　来客用の茶碗はふた付きとし，茶たくを用意する。お茶を八分目ほど注いだ茶碗を茶たくにのせる。茶たくに茶碗をのせたまま注ぐと，水滴が茶たくにこぼれることがある。客がやけどしたり衣服を汚すなど粗相のもとになるので，注意したい。

　菓子と一緒に出す場合は，菓子，お茶の順で出す。置く目安は，お茶は客の右ひざの位置，菓子はその左側である。お茶だけの場合，客の正面に置く。茶菓のもてなしにはこまやかな気配りが必要であり，手順を尊（たっと）ぶ看護の精神と重なる。

　お茶は，用意した盆にのせ，胸高の位置に持つ。盆を持つ手は，右手は時計の三時，左手は九時にし，盆の中に指を入れない。「粗茶（そちゃ）・粗菓（そか）でございます」などの言葉を添える。盆がないときは，「手盆（てぼん）で失礼いたします」と言って出すとよい。

4　説明義務と守秘義務

　このごろは，たいていの施設や企業等の受付に，施設・会社概要，商品案内等の資料が置いてある。病院や薬局も例外ではない。私は，病院に行くと，待っている間，掲示板や資料棚をのぞくだけでなく，ときには，無料配布の資料をもらって帰る。そこには，最新の医療情報や機材の説明など，利用者に役立つ情報が満載されている。季節ごとや症例ごとの情報も，読んでいて得した気分になる。

(1)　患者の権利と責任

　ある病院で入手したニュースレターには，「患者の権利と責任」と題する情報が記（しる）されていた。

> (権利)
> 1 適切な医療を平等に受けることができます。
> 2 病名や症状，治療内容等について十分な説明を受けることができます。
> 3 治療や検査など医療行為の選択を自己決定することができます。
> 4 医療の過程で発生した個人情報の保護を受けることができます。
> 5 自己の医療情報について開示を求めることができます。
>
> (責任)
> 1 ご自身の健康状態等の情報をできる限り正確にお伝えください。
> 2 治療や検査などの医療行為については説明をよく理解し，納得した上でお受けください。
> 3 すべての患者が適切な医療を受けられるよう病院の秩序をお守りください。
> 4 医療費の支払い請求を受けたときは速やかにご対応ください。
>
> 日立横浜病院ホームページより

よい治療や看護を行い，また受けるためには，関係者が積極的に協力し合うのが大切である。とはいえ，患者のなかにはいまだに，「医師や看護師には逆(さか)らえない」「あまり質問しては嫌われる」などと思っている人たちがいる。利用者の声に耳を傾け，病院側の取組みをさまざまな機会をとらえて患者に伝えることが，お互いの意識の変化につながるのではなかろうか。

(2) 説明義務と守秘義務

「説明」は「ある事柄の内容・理由・意義などをよくわかるように述べること」，「守秘」は辞書にはないが「秘密を守ること」で，「義務」は「人としてしなければならない務め」である（『角川大字源』）。それぞれ，字義をみることにする（同上書）。

> 「説」
> ①とく。のべる。いう。ア 物事を説明する。解釈する。イ つげる。しらせる。ウ 事情説明をする。②意見。解釈。主張。学説（後略）。
> ＊勝手な解釈や，自分に都合のよい解釈はしてはならない。事実を述べる。

「明」
　①あかるい。あきらか。ア 光が照らしてあかるい。イ はっきりしている。はっきりと見える。②かしこい。さとい。物事を見分ける力がある。③あかす。あきらかにする。はっきりと示し表す。④たっとぶ（後略）。
　　＊すべてはやがて明らかになるであろう。事故が起きたとき，隠すのは最悪の事態を自ら招くことになる。「正直は最大の武器」と心得たい。
「秘」
　①かみ。人知では知ることのできない不思議なもの　②ひめる。かくす。ひそか。人に隠して知らせない（後略）。
　「秘密」は，「①人に知らせないこと。ないしょごと　②（仏）人に容易にわからない，内容の奥深いこと。秘法」のこと。
　　＊「秘」に対しては，畏れ慎む態度があるのが望ましい。「秘密」の重みを知る人でありたい。
「守」
　①仕事をする。処理する。また，つかさどる。②まもる。ア 大切に持ちこたえる。保って失わない。保持する。イ つつしむ。ウ ふせぐ。ふせぎまもる。そなえる。エ みはる。番をする。オ まつ。じっと待っている。③まもり。ア そなえ。防備。警戒。イ つとめ。やくめ。職務。ウ みさお。節操。また，官吏の清廉さをさす（後略）。
　　＊「秘密を守る」態度は，よい面だけとはいえない。守る対象はなにか，なんのためにか，などを考えたい。社会に対する公正さが基準となる。
「義」
　①礼にかなった美しい立ち居振る舞い。②みち。のり。すじ。道理。③恩義。義理。④ただしい。ア よい。イ 筋道や道徳などにかなった。適切な（後略）。
　　＊「礼にかなった美しい行い」から「よい」という意味に用いられている。「よい行い」を果たすのが「義」である。
「務」
　①つとめる。ア はげむ。努力する。力を尽くす。困難を冒して励む。イ はげます。すすめる。ウ もとめる。②つとめ。ア つとめ。イ やくめ（後略）。
　　＊役務，実務，業務，勤務，職務，事務，公務…，これらはみな，自分の力を尽くして取り組むものである。人や社会から信頼されるよう務めたい。

これらは，読者には，いずれも見慣れた文字であろう。しかし，その示すところの深さや重みは，本当に理解していただろうか。文字を見つめ，文字の意味をかみしめてもらいたい。

言葉は正しく理解することからはじめ，本意を踏まえたうえで行動に移したい。

(古閑博美)

参考文献
本明寛（1997）『第三のモノサシ』ダイヤモンド社
古閑博美（2006）「医療施設からの情報提供を考える」『CHUGAI'S OFF TIME』vol.90 中外製薬
小笠原清忠（2007）『美しい姿勢と立ち居振る舞い　小笠原流礼法入門』アシェット婦人画報社
小笠原清信（1978）『礼法入門—しきたりと作法—』保育社
『広辞苑』第五版
古閑博美・斉藤茂子・中谷千尋（2000）『看護とホスピタリティ』ブレーン出版
古閑博美・畑中スミ子（1993）『フレッシュ看護のフレッシュマナー』嵯峨野書院
千宗室監修（1982）『新版　茶道』茶道教育センター
石平光男（2006）「魅力行動への一視点〜携帯電話のマナーについて〜」『魅力行動学通信』第46号，魅力行動学研究所
『一茶 七番日記』上巻，『蕪村集 一茶集』，ジャパンナレッジ・デジタル大字泉
古閑博美（2001）『看護のホスピタリティとマナー』鷹書房弓プレス
古閑博美（2005）「あいさつのことば」『魅力行動学通信』第43号，魅力行動学研究所　一部加筆修正
古閑博美（2007）「『院内暴力』という言葉が市民権を持つ異常」『CHUGAI'S OFF TIME』vol.93，中外製薬　一部加筆修正

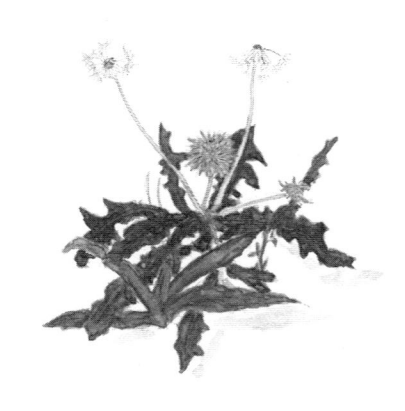

第4章　医療事故対策におけるリスク・コミュニケーション

第1節　医療事故防止対策の基本

　医師や看護師は，国民の生命をあずかり健康を増進する使命を担(にな)っている。人の生命に対して畏敬(いけい)の念を抱かなければならない。医師・看護師は医療サービスの中心的担い手であり，患者が安心して医療を受ける環境を整え，提供し，さらに医療の全過程において発生する人身事故を最も避けなければならない。とくに，看護職員は患者に接している時間が最も長いだけでなく，処置等の行為を患者に直接実施する機会が多いため，医療事故＊の直接の行為者になることが少なくない。看護師は，自分の行為に誤りがないかどうか常に意識し，責任をもって業務にあたり，患者の観察に努めなければならない。

　医療事故防止対策で最も基本的なことは，患者が安心する環境を整備し提供するとともに，医師・看護師・患者の三者間にそれぞれ信頼関係が構築されていることである。患者にとっての医師・看護師への信頼には，「医療・看護技術，判断が的確で誤りがないこと」が大前提である。その根本となるのがコミュニケーションである。この章では，医療事故防止だけでなく発生時の対応も含めたリスク・コミュニケーションを中心に解説する。

1　リスクとリスク・マネジメント

　高度に細分化・複雑化する医療環境のなかでは，医療従事者個人の努力に依存した事故防止のみでは対応に限界があり，組織的な事故防止対策，いわゆる「リスク・マネジメント」の導入が重要となる。

　リスク（Risk）は，イタリア古語の"risco"に由来し，「断崖(だんがい)をぬって船を操(あやつ)

＊医療にかかわる場所で，医療の全過程において発生する人身事故一切を包含する言葉として使われている。医療事故には，患者ばかりでなく医療従事者が被害者である場合も含み，また，廊下で転倒した場合のように医療行為とは直接関係しないものも含んでいる。

る」という意味である（矢守他［2005］2～17頁）。リスクの定義は，「人や社会に対して傷害や被害を与える可能性がある行為や現象（ハザード）であり，ハザードの重大性と発生頻度の二つの要素を組み合わせて評価したもの」とされている。クライシス（Crisis）は，「リスクが防止できずに重大な事件や問題が発生し，その後引き続く影響によって，日常の社会生活全般が重大な損失を被る緊急事態」と定義され，隠蔽しようとした事件や問題は危機的なクライシスとなる（図4.1）。リスクとクライシスとの関係は，ハインリッヒの法則＊によって理解できる。

　一般に，日本では，事故や問題発生前のリスクと事故後のクライシスへのマネジメントを包括して，広義の"リスク・マネジメント"としてあつかうことが多い。狭義の"リスク・マネジメント"は，可能なかぎり，クライシスの芽であるリスク段階で対処し，クライシスの未然防止を図ることである。クライシス・マネジメント（危機対処）は，緊急事態が発生した場合には，損失を最小限にとどめるためのすべての緊急事態対処行動とされている。

2　医療現場でのリスク・マネジメント

　リスク・マネジメントは，①リスク評価（リスク・アセスメント），②リスク・マネジメント（狭義），③クライシス・マネジメント，の三段階から構築される。このうちリスク・アセスメントとリスク・マネジメントは日頃から事故防止のための準備対応であり，クライシス・マネジメントは医療事故発生時の対処である。

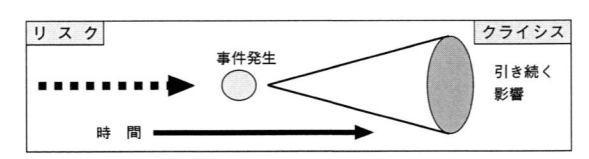

隠蔽しようとした事件や問題は危機的なクライシスとなる
図 4.1　リスクとクライシスとの関係

＊ハインリッヒは労災事故の研究で，1件の重大事故の背景には29件の同種の軽症事故，さらに300件の同種のインシデントが存在すると報告した。重大事故とインシデントには，その原因については共通する部分が大きい。1件の重大事故を防ぐためには，軽微な事故やインシデント分析からシステム上の問題を発見し予防的な対応の取組みが重要である。

具体的な手法（厚生労働省［2001］）としては，以下があげられる。
① 事故やインシデント*に関する報告により早期にリスク情報を把握する
② 人間はエラーを犯す，ということを前提に，個人ではなくシステムの問題ととらえ，予防の視点で事故やインシデントの原因や状況の分析を行う
③ 原因分析の結果を踏まえて，事故発生の防止策と事故発生後の対応策を講じ，必要な情報を現場のスタッフにフィードバックする
④ 対処にあたっては，結果の重大性や頻度に基づいて優先順位を決定し，その対処策の有効性について評価を行う

第2節　リスク・コミュニケーションの重要性

医療事故は，なによりもまず起こさないことが重要であるが，人間のミスやエラーは完全に排除しきれないものである以上，それが事故へと発展した場合の的確な対処法を備えておくことが必要である。事故防止や事故後の対処に

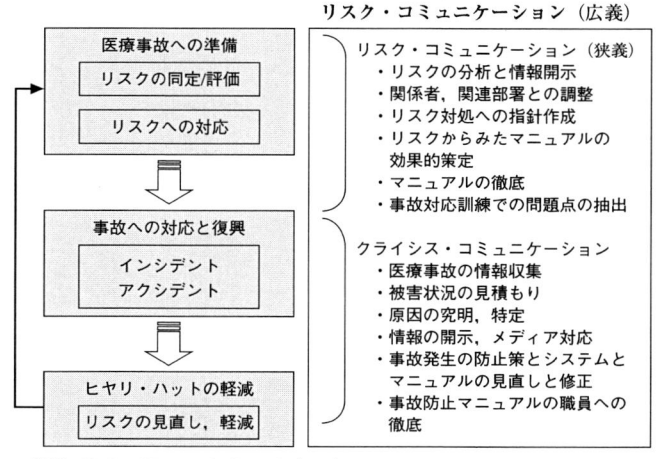

出所：National Research Council（1989）

図4.2　医療事故対応でのリスク・コミュニケーション

*アクシデントに対する言葉で，一般的には「患者に傷害をおよぼすことはなかったが，日常診療の現場で"ヒヤリ"としたり"ハット"としたりした経験」と定義される。アクシデントは，患者の身になんらかの傷害が発症した事例である。

は，患者と医師，看護師との円滑な意思疎通による信頼関係の構築，医療チーム内での迅速な情報伝達の促進などが基本のリスク・コミュニケーションが中心的役割を果たす。

　リスク・コミュニケーションという概念（図4.2）は，リスクと同様，日本人にとっては新しいものであり，その定義，ノウハウや評価はいまだ確立されていない。リスク・コミュニケーションもリスクと同様に，広義と狭義の意味があり，リスク（インシデント）とクライシス（事故）に対応する。日本では，一般的に，リスク・コミュニケーションは，狭義の事前のリスク回避行動やその啓発と教育，および実際の事故発生からのクライシス・コミュニケーションを含む広義の意味で使用される。

　リスク・コミュニケーションは，広義には「リスク情報を個人，機関，社会の間で共有し，その情報を適時・適切に管理し，危機を未然に防ぎ被害を最小限に限定する，双方向的な情報や意見の交換」と定義されている。「個人，機関，社会」を，「医師および看護師と患者，病院，医療界」と置き換えれば，医療事故に対応するリスク・コミュニケーションとなる。この双方向的なコミュニケーションを日常から積み重ねることが，事故を防止するうえで重要である。このコミュニケーション促進には，医療者は日常から患者に対し個々の人格として関心を持ちつつ，両者の間の信頼の醸成に努めなければならない。

　つぎに，事故の未然防止に重点をおいたリスク・コミュニケーション，すなわち平素からのコミュニケーションについて述べる。

1　患者—医療従事者間のコミュニケーション

　入院患者や外来患者は，突然の病気によって大きな不安や恐怖心を抱いている。人は，自分自身ではコントロールできず，目に見えない病気に対して，深層心理の不安感や恐怖心が刺激され，ときに，パニックに陥る可能性がある。パニック防止のためにも，平素からの効果的なコミュニケーションの実施が重要である（箱崎他［2007］34～45頁）。

　① 患者の特性に適合させた多様な情報伝達を心がける。図を用いた教材や書面は効果的であり，常に患者の年齢に配慮しなければならない（図4.3）。

表 4.1 一般的なリスク・コミュニケーションの主な留意点

- 強調して伝えたいことは，会話の冒頭と末尾におくなどの努力が求められる。
- 専門的な用語は極力避け，受け手の文化，社会的レベルに配慮して適切な用語を用いる（専門用語は三つまでを心がける）。
- 負のメッセージには，正の（問題解決に向けた）メッセージを数多く抱き合わせる（一つの負の事例には，三つの正の事例を示す）。
- 人々は非言語的なメッセージにも敏感である。そこから否定的な内容を読み取りがちであり，時に言語的なメッセージを超える影響を及ぼす。

出所：箱崎他（2007）災害・健康危機管理ハンドブック

② 患者とのコミュニケーションは常に双方向が必須であり，十分な時間を設定するように努めなければならない。たとえば，患者の訴えに関しては，まず共感を示す「辛いですね，大変ですね」などの言葉をかけ，コミュニケーションの促進に努める。

③ 患者は医療者になにをしてもらいたいのか。患者はなにを知りたがっているのか，患者は自分の病気にどのようにして打ち勝つことができるのか，などを常に考えて患者に接し，情報を提供しなければならない。

④ 患者や家族への病状に関する情報の提供には，ⓐなにが起こっているのか，ⓑ原因はなにか，ⓒ今後の病状のひろがりは，ⓓ再発する可能性は，の4項目は必ず取り込み，説明を実施する。

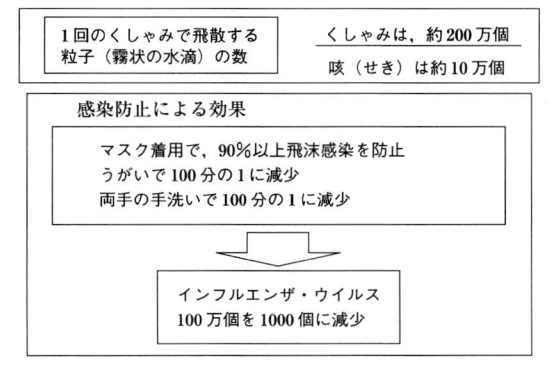

```
┌─────────────────────┬─────────────────────┐
│ 1回のくしゃみで飛散する │ くしゃみは，約200万個 │
│ 粒子（霧状の水滴）の数  │ 咳（せき）は約10万個  │
└─────────────────────┴─────────────────────┘

  感染防止による効果
┌───────────────────────────────────┐
│ マスク着用で，90％以上飛沫感染を防止 │
│ うがいで100分の1に減少              │
│ 両手の手洗いで100分の1に減少        │
└───────────────────────────────────┘
              ▽
   ┌───────────────────────┐
   │ インフルエンザ・ウイルス │
   │ 100万個を1000個に減少   │
   └───────────────────────┘
```

マスク着用・うがい・両手の手洗いをし，風邪を予防しよう
くしゃみは風邪の拡散に最大の影響があり，とくに注意しよう

図 4.3 風邪予防の平易なメッセージ

⑤ 患者への説明時には，1フレーズが約10秒間程度の平易なメッセージを繰り返し伝え，小学5年生にも理解可能な言葉遣いで説明する。

⑥ 専門的な用語は極力避ける。使用する場合でも専門用語が連続しないようにする。専門用語が三つ以上続くと患者は理解しようとする努力を放棄する，といわれている。

⑦ 強調して伝えたいことは，会話の冒頭と末尾におくなど繰り返し説明する努力が求められる。たとえば，内視鏡検査のための抗凝固剤の服薬中止には，書面と繰り返しの説明によって，患者が理解したことを確実に確認しなければならない。

⑧ 悪い出来事やメッセージには，問題解決に向けた「正（せい）」のメッセージを数多く抱き合わせる。一つの「負（ふ）」の事例には，最低でも三つの「正」の事例をあげるとよい。たとえば，患者が感冒時に37℃の発熱を訴えているときには，「発熱は，風邪を治すための体の自然治癒力です」，「医学的には発熱は37.5℃以上と定義しますので，あまり心配しないでください」などと説明する。

⑨ 患者は，医師や看護師の非言語的なメッセージ（服装や態度）にも非常に敏感である。服装や態度などから否定的な内容を読み取りがちであり，ときには言語的なメッセージを超える影響を及ぼすことがある。病気に苦しむ患者には，常に笑顔で接するように努めなければならない。

2 医療チームにおけるコミュニケーション

オープンな発言ができないチームの場合，「だれもなにも言わないのだから，これで間違いないのだろう」となりがちとなり，チーム内であってはならない思い込みを相互に補強し合うなどしてチーム内でのチェック機能が働かない傾向がある，といわれている。このチェックの機能不全が，医療事故を招くのである。だれしも，自分の犯（おか）したミスやエラー，事故などの情報をすすんで他人に知らせたくはないものである。とはいえ，それらを放置したり，報告義務を怠ったりすることなどは厳禁である。負の情報を行為者自身から積極的に発信するためには，医療現場に自由な発言を容認する雰囲気を育てていくことが肝

要である。
① 「おかしい」と思ったことは相互に指摘し合える人間関係を，つね日頃から構築しなければならない。
② 医師から指示を受けたときには，看護師は単に機械的に業務をこなすのではなく，その指示の意味や目的について考えながら行動しなければならない。医師の指示にもミスは有り得るということを念頭において，事故防止のためであれば"ちゅうちょせずに"発言していくことが必須である。
③ 負の情報は隠さず，病棟や病院内で共有する習慣を育てる。
④ インシデント事例では，「だれが事故を起こしたか」ではなく，「なにが事故を招いたか」「システム上に欠陥はなかったのか」などを重要な視点として検証する。
⑤ 作成した事故防止対策は，マニュアルやチェックシートなど，簡明にして実際に活用しやすい形態にまとめ，常に職員に啓発していく。

3 医療過誤と係争予防への視点

万一事故が起こった場合には，患者や家族に対し十分な説明を行い，専門家としての適切な対処およびあたたかい精神的支援が望まれる。医療事故訴訟を提起した原告患者側が，医師側の責任を追及するに至る動機には，①医師が十分な説明をしてくれなかった，②二度と事故を起こさないための努力不足および謝罪の姿勢がみられなかった，③経済的な補償を求めるため，という理由があげられている。

このことからも，当事者間の医療過誤抑止効果には，クライシス・コミュニケーションとアベイラビリティ（医師や看護師が"そこにいる"と患者が感ずること）は重要である。患者の納得感*の向上は，医療技術の向上以上に係争を防ぐことが実証されている。さらに患者とのコミュニケーションを重視し，その意見に耳を傾けることは，医療事故の予防にも寄与する結果となる。以下

＊納得感と満足度とは，一般的には患者の「満足度」という語が用いられるが，「満足度」は一過性のものであり，医療提供側に真に求められているのは，医療の結果に対する最終的な患者の「納得感」であるとの認識に立ち，あえてこの言葉を用いた。

に，医療事故発生時のクライシス・コミュニケーションを要約する。
① 医療事故の当事者だけでなく，病院全体から信頼が得られる人を集め，対策本部を設置する。
② 患者側に話す内容を，対処チーム内で事前に打ち合わせしておく。事態が拡大した場合，病院の関係部門からの助けを得ることができる。
③ 事故に関する問題が大きければ大きいほど，病院内の小集団で説明会を行う。小集団に対して説明を行い，徐々に集団のサイズを拡大していく。集団のサイズによりどのような反応があるのか，ある程度想定ができ，事故への対応能力が向上する。
④ どのような内容について話すかについて明確にする。内容の最終確認を行ったあと，患者側に説明する。

臨床現場における医療の質の向上を図りながら行う医療事故防止には，患者と医師，患者と看護師，看護師と医師といった関係間の緊密なコミュニケーションは不可欠である。コミュニケーション構築のためには，日頃から「患者・医師・看護師」の三者間の信頼関係の構築と迅速な情報交換が必須である。

看護師は患者と接する時間が最も長く，また処置を行う場合も多い。そのため，医療事故の当事者になることが避けがたい場面がある。医療事故の未然防止や最小限の被害限定には，医療者，とくに看護師のリスク・コミュニケーション技術の習得や能力向上は重要課題であり，平素から効果的なリスク・コミュニケーションを意識しつつ勤務しなければならない。　　　　　（箱崎　幸也）

参考文献
矢守克也，吉川肇子，網代剛（2005）『防災ゲームで学ぶリスク・コミュニケーション―クロスロードへの招待―』ナカニシヤ出版
医療の安全確保のための対策事例　厚生労働省　平成13年3月
National Research Council（1989）*Improving Risk Communication*, National Academy Press.
箱崎幸也，黒瀬琢也（2007）「災害・健康危機管理におけるリスク・コミュニケーション」『災害・健康危機管理ハンドブック』診断と治療社，34～45頁
箱崎幸也，佐藤元，田中良明（2008）『新型インフルエンザ対策におけるリスク管理とコミュニケーション』診断と治療社

第2部　看護実践と魅力行動学®

第5章　癒しと安らぎの魅力行動

第1節　看護と「看護の原則」

「看護」や「看護師」という言葉に対するイメージは，「やさしい」「大変な仕事」「注射」「白衣の天使」など，そのとらえ方は人それぞれであろう。

1　看護とは

看護と「看護の原則」から導かれた看護実践を取り上げる。

(1)　看護と看護師

保健師助産師看護師法の第5条によると，看護師とは「厚生労働大臣の免許を受けて，傷病者若しくはじょく婦に対する療養上の世話又は診療の補助を行うことを業とする者をいう」とある。このことから，「看護」とは「傷病者若しくはじょく婦に対する療養上の世話又は診療の補助」と定義できる。

ナイチンゲール（Florence Nightingale, 1820-1910）は「看護とはこれまで，せいぜい薬を服ませたり湿布剤を貼ったりすること，その程度の意味に限られてきている。しかし，看護とは，新鮮な空気，陽光，暖かさ，清潔さ，静かさなどを適切に整え，これらを活かして用いること，また食事内容を適切に選択し適切に与えること——こういったことのすべてを，患者の生命力の消耗を最小にするように整えること，を意味すべきである」（湯槇他訳［2000］14～15頁）と『看護覚え書』（1860）の序章に綴っている。

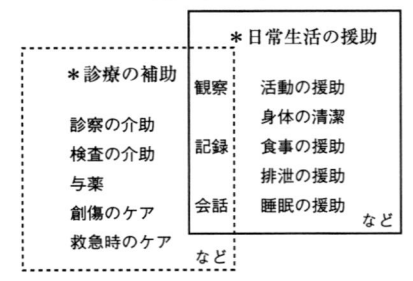

看護師の仕事

	＊日常生活の援助
＊診療の補助	観察　活動の援助
診察の介助	身体の清潔
検査の介助	記録　食事の援助
与薬	排泄の援助
創傷のケア	会話　睡眠の援助
救急時のケア	
など	など

(2)　療養上の世話と診療の補助

保健師助産師看護師法における「療養上の世話」とは，ナイチンゲールがいうところの「新鮮な空気，陽光，

(中略），食事内容を適切に選択し適切に与えること」にあたる。その他の「療養上の世話」には，姿勢の保持や活動の援助，睡眠や排泄の世話などの日常生活の援助がある。同様に，法が示す「診療の補助」とは，「薬を服ませたり湿布を貼ったりすること」にあたり，他に検査の介助や創傷の手当て，救急時の援助などが相当する。

　療養上の世話や診療の補助を行うにも，看護師は「安全，安楽，自立，動作の経済性」という，「看護の原則」を忘れてはならない。この原則は看護師のためでもあり，患者のためでもある。つまり，看護師が動作の経済性を考えながら安楽な姿勢で，患者の安全に対し細心の注意をはらって援助を実践すれば，患者は安全，安楽かつ自立を目指すうえでの援助を適切に受けることができるのである。

2　看護の実践に必要な理論

　"安全・安楽・自立・動作の経済性"を考慮しながら看護を実践するために，看護には「ボディメカニクス」という概念が用いられている。この概念を知らない看護師はいない，といってよいであろう。

(1)　ボディメカニクスとは

　「ボディメカニクス」（body mechanics）とは「人間の活動や姿勢の保持にあたり身体の負担を軽減するために力学的原理を応用するという概念」（坪井他編［1999］64頁）と定義されている。活用する力学的原理は，①重心を低く，基底面積を広くして身体を安定させる，②梃子の原理を活用して力を効果的に使う，③摩擦を小さくする，などである。看護師は業務を行うさい，自分自身の腰や筋肉を痛めたりしないよう，この力学的原理を看護学校で学ぶ。そして，それを臨床現場で駆使することによって，患者と自分自身の負担を軽減することができる。

　しかし，ボディメカニクスは，患者の身体の向きを変える介助をする（体位変換）さいや，ベッドから車椅子等への移動介助をするさいに限って使われる傾向にあった。また，患者よりも看護師の動作が楽になるように考えられたものであった。さらに，看護師の具体的な動作や力学的原理を盛り込んだ方法は

明文化されていたわけではない。

　病棟勤務時に，患者の体位変換のさいに腰を痛めた経験がある。学生時代に学習した「ボディメカニクス」の方法を応用していたにもかかわらず，力学的原理の理解不足から身体に無理が生じ，「ぎっくり腰」という結果を招いてしまったのである。これは，私だけの経験というわけではなく，多くの看護師は腰や首を痛めた苦い経験をもっている，といってよい。

　人間にとって同一体位を持続することは大変な苦痛であり，そればかりか，圧迫により循環を妨げられた部位に褥瘡を生ずる危険性がある。定期的に身体の向きを変えることは，人間には必要不可欠なことである。病人にはなおのことといえる。

　看護師には，患者の体位を保持するために同じ姿勢を強いられることがある。自分の身を守る点からも，ボディメカニクスを習熟したい。

(2) ナーシングバイオメカニクスとは

　そこで，提唱されたのが『ナーシングバイオメカニクスに基づく生活支援技術』（紙屋克子）である。ナーシングバイオメカニクス（nursing biomechanics）は，「解剖学的，生理学的，運動力学的に合理性のある方法，かつ，援助を受ける対象者と援助者の双方にとって安全で安楽な方法であり，さらに，文化や心理面にも配慮した専門性の高い援助方法である」といわれている。ボディメカニクスの概念を基盤に，患者も看護師も動作が楽であることはもちろん，患者の，今ある力を活用しつつ，自立へとつなげられるよう援助方法が考えられ，個々の動作が明文化されている（紙屋監修［2006］2〜3頁）。また，どのように力学的原理が使われているかが具体的に述べられている。

　ナーシングバイオメカニクスの活用が，看護の魅力行動につながるかについて述べる。「魅力行動学®」を提唱する古閑博美は，「魅力行動」を「行動の質，量，形，意味において魅力を付与した行動」(2001) と定義している。

(3) ナーシングバイオメカニクスを導入した**看護実践**

　『ナーシングバイオメカニクスに基づく生活支援技術』との出会いは，1999年にさかのぼる。高校で学んだ作用・反作用や梃子の原理，トルクの原理，重

心移動などが，看護技術の「こんなところに使われているのか」という発見があった。物理学と看護技術の融合(ゆうごう)を実感し，「目からうろこ」の感動を覚えた。

それ以後，ナーシングバイオメカニクスに基づく生活支援技術を看護基礎教育に導入し，多くの学生に習得させたいと思い，技術講習会にすすんで参加した。出会いから4年後，臨床で実践効果を実証・検討する機会を得た。

30代の男性患者

整形外科病棟に30代の男性が入院していた。下肢骨折のために牽引(けんいん)療法を受け，上肢には静脈内点滴注射が施(ほどこ)された。その患者は，上半身を起こすさい，片手でベッド柵(さく)を強く握り，上肢の筋肉と腹筋を震(ふる)わせながら起きあがる動作を繰り返していた。そこで，患者が楽に起き上がることができるように，「作用・反作用を利用して起きあがる方法」（紙屋監修［2006］60〜61頁）を実施した。

それは，患者の背中に軽く手を添えながら「お臍(へそ)をのぞき込むように首を持ち上げてください。そして，背中に入れた片手でベッドを押してください」と声を掛ける方法である。患者は腹筋を震動させることもなく，起きあがることができた。狐(きつね)につままれたような表情の患者から，「もっと早く教えてほしかったなぁ」というお叱(しか)りとも喜びともとれる言葉がもれた。

60代の女性患者

床上(しょうじょう)安静を余儀なくされている60代の女性は，パジャマや下着を交換するのにひと苦労であった。体格がよいためなかなか腰が上がらず，看護師がいつも3人がかりで衣類を取り替えた。患者の腰を持ち上げるために病棟の看護師は「せーの！」と掛け声を発しながら，不自然な中腰(ちゅうごし)姿勢になっていた。ベッドの上の患者は，申し訳なさそうな表情で「ぎっくり腰にならないでね」と看護師たちを気遣っていた。

そこで用いた方法は，患者に膝をしっかりと曲げてもらい，できるだけ膝の位置を高くするというものである（紙屋監修［2006］49〜51頁）。トルクの原理を活用して患者の腰を浮かせ，衣類の交換をひとりで実施したのである。これをみた同僚たちは，「私もやってみたい」「ぜひ，教えてほしい」と，その場で

援助を受けた患者の評価（平均値）

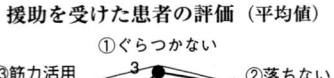

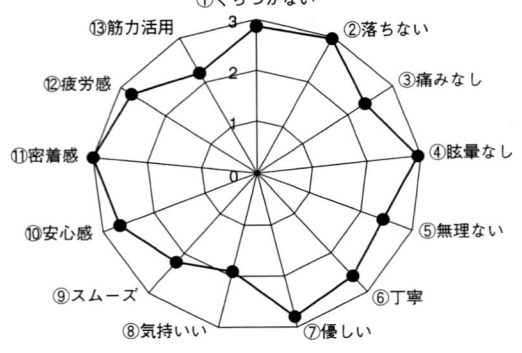

①ぐらつかない
②落ちない
③痛みなし
④眩暈なし
⑤無理ない
⑥丁寧
⑦優しい
⑧気持いい
⑨スムーズ
⑩安心感
⑪密着感
⑫疲労感
⑬筋力活用

技術を習得したいと申し出た。勤務終了後，病棟内で講習会を行ったのは言うまでもない。

優しく安心できる援助

　ナーシングバイオメカニクスを活用した援助を受けた患者に，「傷みや圧迫の有無」「気持ちよさ」などを尋ねた。その結果を「援助を受けた患者の評価」に示す（3に近いほど肯定的な評価）。ナーシングバイオメカニクスによる体位変換の援助を受けて，ぐらつきや眩暈を感じた患者はほとんどいなかった。また，「丁寧・優しい・安心」は多くの患者が感じており，患者と看護師の密着を誰も嫌がってはいなかった（諸橋由美子：ナーシングバイオメカニクスに基づく体位変換技術の指導ポイント―看護学実習における活用実態を通して―，『第37回日本看護学会論文集：看護教育2006』271，2007）。

　看護は「実践の科学」である，といわれる。頭の中で理解していても，それを患者に活用しなければ意味をなさない。これは，すべての看護師にわかってほしいことである。患者にとって有益であると思われることを実践に移してこそ，「看護」といえるのである。

第2節　療養環境への配慮

　東京都立看護専門学校に勤務するなか，看護観や教育観に影響を受けた同僚

との出会いがあった。基礎看護学について議論し，校内実習において，学生が自ら考え，工夫を凝らした援助ができるような看護技術教育を進めている。なかでも，患者が真に安らげる療養環境を提供するため，看護師には「風を起こさない」「音を立てない」という所作が求められることを確認し合った。今では，この二つは，私の「看護技術観」の基礎になっている。

1 看護における魅力行動

看護師になってからのことだが，私自身，患者として外来通院や入院生活を味わったことがある。また，患者の家族の立場も経験している。患者や患者の家族になる経験をして，はじめて院内や病室で風を起こす動作が患者にとっていかに不快か，静養を妨げる雑音がいかに多いかに気づかされた。それらは，微細なものであっても耳や目に障り，気になるものであると実感した。

ここでは，看護師として経験したこと，自身の家族を看護するなかで実践したことや感じたことを，「看護における魅力行動」として再構築したい。

(1) 不快な風を起こさない工夫

ベッドで痛みや高熱に耐えている患者に，看護師が周囲を靴音高く走り回り，あちこちにぶつかるたびに風を起こしていたのでは，患者は休まるどころか，それが気になってますますエネルギーを消耗してしまう。身体を清拭するために脱衣した状態であれば，肌にあたる風によって鳥肌が立つような寒さにさらす危険もある。

療養の場における「風」は不快なばかりか，ほこりを舞い上げ，雑菌をまき散らすことにもなりかねない。ベッドメイキングをするとき，室内の空気を乱す大きな動作でシーツや毛布を広げる必要はない。そのさいは，看護師2人で

看護における魅力行動

風を起こさない		音を立てない	
立つ・しゃがむ 振り向く	適した衣服 衣服の更衣	足音 靴音	話し声 笑い声
物を動かす	布団を掛ける 毛布を剥ぐ	ぶつけない 落とさない	窓・ドアの開閉 機器の操作

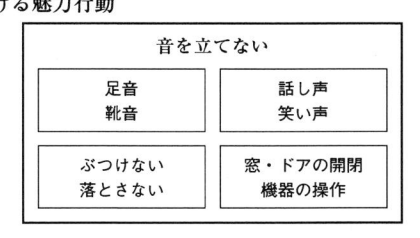

それらの両端を把持し，床と水平に保ち引き合えば無用な風は起こさずにすむのである。

また，毛布や布団を，寝ている患者の上からおおいかぶせると，空気が逃げ場を求めて風が起こることが必至である。患者の身体にそって滑らせるように掛けるなど，風を起こさない配慮が必要である。

(2) すばやく動く

看護師は，院内や病棟内を走って移動する行動は厳禁である。急いでいる場合でも，走るのではなく「すばやく動く」という技を身につけたい。それは，「風を起こさない」行動そのものである。また，「立つ，しゃがむ，振り返る」などの動作もむやみに速く行う必要はない。

速度をあげてみたところで，周囲にぶつかったり余計なほこりが舞い上がったりするだけである。

看護師は「すばやく動く」ために，白衣やエプロン，カーディガンなど，仕事着は身体にフィットする適正サイズを着用したい。ボタンやファスナーを正しく掛けるなどの配慮をすれば，"風を起こすことなく動く"という魅力行動の実践につながる。

2　音や言葉への配慮

(1) 音を立てない

「音」についてナイチンゲールは，『看護覚え書』の「物音」の章で「不必要な物音や，心のなかに何か予感や期待などかき立てるような物音は，患者に害を与える音である」（湯槇他訳［2000］81頁）と述べている。仕事中，大声で話すや哄笑することは慎しむ。ひそひそ話やくすくす笑いなども，患者にとっては耳障りな音となる。

音を立てない看護師の所作

看護師は，患者に害を与える「音源」にならないために，つぎの点に気をつける。

ひとつは，履物に配慮することである。自分の足のサイズに合った靴を履き，足を引きずらず，軽やかに，そして颯爽と歩きたい。かかとや爪先がお

われていないサンダルは危険をともなうばかりでなく，足が床に着地するさい音が起こりやすく，療養の場で働く看護師には不向きである。

つぎに，物を持ち上げたり引き寄せたりするさいには，不用意に片手で行わない。丁寧さや慎重さが要求される職場では，手の使い方にも配慮が不可欠である。片手で行ったがゆえに，不快な音や声が出ないともかぎらない。それらは，「ガガーッ」という摩擦音「ガシャガシャ」と物がぶつかる音「よいしょ」という掛け声等である。

さらに，窓の開閉やベッド柵の昇降などの操作時にも，音を立てない心がけが必要である。物を扱うさいは片手で操作するのでなく，両手で扱い，最後までその手を離さないなど配慮したい。物音を立てたり声を発したりすることは極力避けたい。

私の目指す看護師像のひとりである恩師鈴木文江先生（元横浜赤十字看護専門学校教務部長）は，看護学校の新入生に「幽霊のように音を立てずに歩きなさい」と歩き方から教えてくださった。鈴木先生自身，音も立てず，風も起こさず，いつもにこやかに，そして，優雅かつ颯爽と歩くことを実践されていた。

病室で気をつけたいパソコンの音

近年，看護師が記録用のパソコンをワゴンに乗せて持ち歩き，患者の傍らで，文字や数値を打ち込む姿を見かけるようになった。従来，患者の容態を記録し，治療内容を確認する場所は看護師勤務室であった。仕事の効率をあげる目的があるにせよ，病室内に響く「パシパシ，カチカチ，パンパン」というキーボードの音が，患者にとって耳障りなことはいうまでもないであろう。

それに加えて，「なにを記録されているのだろう」という余計な不安を招くといえる。患者の近くでのパソコン操作は避けたい。どうしても必要ならば，キーボードの操作のしかたを工夫したい。乱暴に操作すれば，それは不快な音となる。音に配慮し静かに操作する。キーボードは力一杯たたくのでなく，カバーをかければ無音にすることもできる。

風を起こさないための落ち着いた動作，音を立てないために両手で扱う心遣

い，物に添えた手は動作の最後まで離さないなどの配慮は，これまで述べてきた「安全・安楽」の看護につながる。このことを念頭において，魅力行動としての看護を実践したい。

　(2)　「どっこいしょ」は禁句

　身体の大きな患者や筋肉や関節に力の入らない患者を援助するさい，看護師は，つい，「よいしょ」や「どっこいしょ」といった掛け声を発してしまいがちである。

　しかし，近年，こうした言葉は，"精神的な虐待に通じる"といわれる場合がある。看護師の発する掛け声によっては，援助される患者が，「重くてすみません」「私のせいで看護師が腰を痛めたらどうしよう」という遠慮や気がねをしかねない。患者が，医療・看護の行為者に十分な治療や看護を依頼するのをためらうのであれば，それは，患者の快復効果に影響するので排除しなければならない。

無用な声を立てない

　前述した『ナーシングバイオメカニクスに基づく生活支援技術』は，運動力学を効果的に活用するので，患者を力まかせに持ち上げたり，無理に押したり引いたりすることはない。この生活支援技術は，いくつかある「技術を構成する型」の組み合わせによって援助技術が成り立っている。

　たとえば，看護師の肘関節内側で患者の後頸部を支える「首のⅤ字支持」（紙屋監修［2006］28頁）は，看護師が前腕から指先まで伸展させたうえで肘を屈曲させることがポイントである。だが，指先まで伸びていないと，それに続く動作がとれず，円滑に援助できなくなる。つぎに，その肘を患者の身体の下から抜くさいのポイントは摩擦を小さくすることである。肘と後頸部の摩擦を最小にするためには，看護師が自分の臀部をかかとまで下ろして（しゃがんで）床面と上肢を水平位に保ちながら，後頸部から上肢を抜き取ればよい（紙屋監修［2006］42，54頁）。

無理のない姿勢

　看護師のみならず，一般にも，人間は物を持ち上げて移動させるさいは中腰

の姿勢を取りがちである。中腰の姿勢は腰椎を痛める危険性が大きいため，ナーシングバイオメカニクスに基づく生活支援技術では「できるだけ持ち上げない」「できるだけ中腰姿勢は避ける」（紙屋監修［2006］5，14頁）ことを留意点としてあげている。患者の膝を高く立てる（垂直の足立て）さいにも，患者の下肢を持ち上げるのではなく，看護師自身の重心移動によって患者の膝の位置を移動させるという技術が用いられる（紙屋監修［2006］27頁）。踏ん張ることなく膝を立てることができるので，是非，試していただきたい。

このように，援助側も受ける側にも無理な負担がかからず，余計な力を必要としない動きはスムーズで，見ている者に対しても心地良さを与えるであろう。決められた「技術を構成する型」を正確に使いこなし，音を立てず風も起こさず，流れるように，優雅に援助する看護師の姿は「魅力行動」となる。

第3節　看護の「看」は手と目

「看護」は「看」と「護」の組み合わせである。「看」は「みる」，「護」は「まもる」という文字であり，「見守る」という意味がある。「看」は「手」と「目」から成り立っており，「患者に手を当てて，または，患者の上に手をかざして，しっかりと見る」という意味が込められている。

1　「看護」を実践する

(1)　癒しの手

音を立てないための「添える手」が重要である。看護師の手は，患者にとって「癒しの手」でありたい。患者が癒しを感じる手，あるいは患者に癒しを与えられる手とはどのような手であろうか。

看護師として，爪を短くしておくことは必須条件である。長い爪で患者に触れると，抵抗力の弱い患者の皮膚は容易に傷ついてしまう。「引っかかれそうな爪だな」と思っただけで，患者にとってその手は癒しとは無縁の手になってしまう。また，指先のささくれや手指のざらつきなどにも気をつけたい。看護師には，外出時の日焼け予防や炊事による手荒れ防止のために手袋を三枚重ねにする必要ないかもしれない。しかし，保湿クリームを塗布し，けがをしない

よう気をつけるなど「癒しの手」となる配慮をしてこそ，看護師といえるであろう。

　紙屋は，『ナーシングバイオメカニクスに基づく生活支援技術』の解説のなかで，「手首や足首をつかむと相手の動きを制し，抑制（よくせい）された感じを与えてしまうため，手首や足首をつかまないように」と説いている（[2006] 26～27頁）。患者の上肢を持ち上げるさいに手首をつかむと，まるで柔道の技をかけられたような体勢になり，患者は「（相手に）とらえられたような感じ」を覚える。上肢を持ち上げるときには握手をする，また，下肢を持ち上げるときには土踏（つちふ）まずとかかとを支えると，患者の動きを抑制しないので不快感を与えることはない。

　患者に触れる手は，ほどよく温かい必要がある。新人看護師のとき，冷え切った手で脈拍測定をし，「ひゃっ，冷たい手だねぇ，心臓に悪いよ」と言われた経験がある。聴診器や診療器具などは，患者に触れる部分を温めてから胸部や腹部に密着させることを実践していた。にもかかわらず，自分の手を温める配慮を忘れていたことを反省した。それ以降，冬場などは冷え性の手を温湯につけてから患者のもとに向かうように心掛けている。

　患者が「癒し」を感じられるように指先まで気持ちを込めることもまた，看護師の「魅力行動」のひとつとなる。

(2) 見つめる目

　看護師の目が「見る」対象は，患者および患者を取り巻く環境である。なにごとも見つめることで，正常か否かや日常から逸脱（いつだつ）していないかがわかり，そこから，必要な援助のありようが見えてくる。

首をかしげたくなる看護師の態度

　友人が，長期療養を要する病気のため，最新設備を誇る病院に入院した。病棟の大方の看護師たちは，熱心に看護にあたり，友人の心と身体の支えとなってくれていた。見舞いに行くと，なかに，「ン？」と首をかしげたくなる看護師がいた。それは，大勢の看護師がいればひとりやふたりはしかたのないこと，と片付けられることであろうか。

A看護師は，病室に入るやいなや，「お熱どうですか～？」とワゴンに乗せたパソコンに向かって声を発した。そして，友人の体温度数を「パンパンパーン」と非常な勢いでパソコンに入力し，点滴にちらりと目をやるとあっという間にいなくなった。発熱のため，声も出せないくらい衰弱している友人に代わって，「38度4分でした」と返事をしたのは私であったが，それに気づいたかどうかわからない。顔面を紅潮させている友人に一瞬たりとも目を向けなかった。唖然とする私に，友人は「あの人は，看護師ではなく『情報入力師』というの」と言った。

　数日後に見舞ったときも"情報入力師"のA看護師と再会したが，彼女が見たのはやはりパソコンと点滴だけであった。"情報入力師"が来ると，友人はあきらめ顔で苦笑していた。病人として，「少しでいいから私を見て」「私に触れて」と願い，「キーボードは静かに操作して」と思っていたに違いない。キーボードの操作音に，彼女が最後まで神経をすり減らしたのは言うまでもない。

　また，友人が"点滴調節師"と命名したB看護師がいた。上述の"情報入力師"と違ったのは，パソコンからは目を離し，点滴架台のほうに近づくという姿だ。腕時計と点滴チューブの滴下筒を見比べて，じっくりと滴下数を調節するのである。その間，一言も言葉を発せず，友人の顔を見ることもなかった。つまり，B看護師の目が見つめているのは腕時計と点滴だけであった。友人からは「点滴だけでもきちんとやってくれるからいいのよ」というプラス思考の言葉を聞いたが，切なくなったのは，同じ看護師として働く私の方であった。

看護師であるということ

　第1節で述べようにに看護師とは，厚生労働大臣の免許を受けて，傷病者若しくはじょく婦に対する療養上の世話又は診療の補助を行うことを業とする者をいう。情報入力や点滴調節などは，いうまでもなく看護の重要な一部である。

　しかし，看護師の手を情報入力のみに使う，目を点滴や器具の点検・調整だけに使う，などの態度はいただけない。パソコンの画面を見るだけで患者を見ないとすれば，それはもはや「看護師」と呼ぶにふさわしくないことは明白であろう。

2　身内の看病を体験して

　私の妹は大病を患（わずら）ったさい，薬物療法や手術療法，放射線療法を受けた。腫瘍（しゅりゅう）とともに周囲の皮膚・脂肪・筋肉・骨・血管等を切除し，そこに他の部位から切り取った脂肪や筋肉を移植し，血管をつなぐという手術を十数回受けた。妹の入院のたびに，家族は入院先の看護師とともにケアを行い，自宅においてもケアにあたった。

　妹を看取ったいま，家族として実践したケアを看護の視点で述べる。

(1) 補完代替医療の活用

　妹のケアを通して，「魅力行動」について考える場面が数多くあった。妹は日ごろから，肩こりや下肢の倦怠感を訴えていたが，手術後はさらに肩こりを強く訴えるようになった。それは，瘡の安静を保つための体動制限に加えて，手術瘡をおおう分厚いガーゼ，排液チューブ類，酸素マスクや点滴注射などに動きをはばまれていることが原因であった。まさに，全身を緊張させ深呼吸もできないし，熟眠することもできないという状態であった。

マッサージ・つぼ押し

　このような訴えを緩和させるために，肩や背中のマッサージを行った。脊柱（せきちゅう）両側に沿って上下に，母指の腹で圧を加え，肩甲骨周辺を手掌全体で撫でたりした。3分間ほど肩や背部をマッサージすると，妹は「背中が軽くなった」と言いながら，深呼吸を繰り返した。これは，マッサージにより背部の血流が促進され，筋肉の緊張がほぐれ，補助呼吸筋である僧帽筋（そうぼうきん）や広背筋（こうはいきん）が円滑に動くことになった効果の表れであると思われる。また，足裏のツボも押してみた。特に，万能のツボといわれ，リラックス効果のある「湧泉（ゆうせん）」（宮川編[2003]60頁）と趾（あしゆび）の付け根周辺を押した。趾周辺には疲労回復やストレス解消に効果的であるといわれるツボがいくつも存在している。

マッサージやツボ押しの効果

*血流促進　*筋緊張緩和　*リラックス

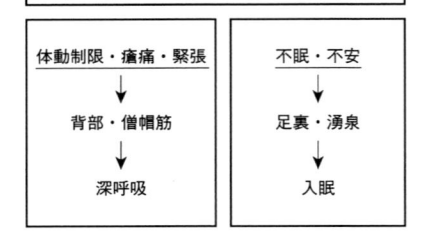

体動制限・瘡痛・緊張	不眠・不安
↓	↓
背部・僧帽筋	足裏・湧泉
↓	↓
深呼吸	入眠

補完代替医療の効果

マッサージ，アロマセラピー，アニマルセラピーや音楽療法等は補完代替医療と呼ばれ，小野村は「補完的に用いることにより，治療効果を増したり患者さんの満足度を向上させたりすることのできる治療手段のひとつ」（[2004] 31頁）と述べている。

妹は，「お母さんのマッサージはへたっぴだね。お姉ちゃんのツボ押しはお店が開けるほど上手だね。でも，私にはどちらも最高だよ」「手の温もりが伝わってきて，"頑張ろう"という気持ちになれるの」と言いながら眠りについた。マッサージやツボ押しは，妹の心を癒し，身体に安眠をもたらし，さらに，闘病意欲を高める効果を発揮した。

身体の苦痛が精神や生活に影響をおよぼしているときには，マッサージなどの補完代替医療が求められることもある，と心に留め，癒しの手で優しく温かな看護を実践していきたいものである。

(2) 食事の工夫

治療法や薬の副作用によっては，食欲不振や下痢・嘔吐などの症状が現われ，食事が苦痛をともなうものとなることがある。

食事を楽しむための工夫

食欲のない患者に対して看護師は，盛りつけを変えたり，ランチョンマットを敷いてみたり，少しでも食事を楽しむ工夫を凝らしている。

患者によっては，目の前に置かれた食膳を見ただけで「こんなにたくさん食べられない」と，げんなりすることがある。妹もまた，どんぶりご飯や大ぶりの総菜を見ただけで「もう，おなかいっぱい」と言った。

そこで，総菜や飲み物は，持参した小皿やカップに少しずつ盛りつけ「プチ懐石」のようにしてみた。

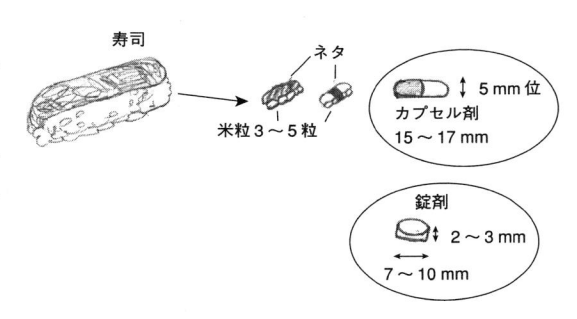

ご飯はミニトマトほどの大きさに握り、ラップで包みリボンを結んだ。ほかに、鉛筆ほどの太さに巻いて「極細海苔巻」を作った。摂取量が増えたわけではないが、食事に少しずつ手をつけてくれた。以前のように、「どうせ食べられない」と暗い顔をすることはなくなった。同じ献立でも、少しの工夫で、食が進むことがある。

食欲はあるのに、開口障害や歯牙の欠損のために食べたいものを食べられない患者もいる。妹は、口を1〜2cmしか開けられず、寿司やハンバーガーを摂取することは困難であった。しかし、錠剤やカプセル剤を歯間から入れていることに気づき、指先に乗る大きさの「ミニミニ寿司」を握ってみた。3〜5粒の米粒の上に、ごく小さく切ったネタを乗せるとそれはカプセル剤ほどの大きさになり、妹は寿司を食べることができた。

このような、小さな気づきと少しの工夫によって、患者は食の喜びを味わうことができるようになる。

食事の大切さ

身内の看護を通して、金井一薫が食事について、「いつ・どのようにすれば・どのくらい食べられるかについて」考えよ（[1994] 138頁）と説き、ナイチンゲールが「常に創意工夫に努める」ことによって患者に不足している栄養を補うよう（同上、119頁）述べていることをあらためて思い出した。とはいえ、看護師だけで実行できる方法には限りがある。献立や調理法については栄養士や調理師と相談することも必要である。また、患者の好む器や箸などの持参を家族に依頼することが必要な場合もある。

人間にとって食事は、栄養源であり、楽しみであり、交流の手段でもある。食事の楽しみは、さまざまな味や歯触りだけでなく、色や形、盛りつけ、香りや温度、そして、食器や雰囲気、会話までも含む。しかし、患者にとっては、ときとして食事そのものが重労働になることがある。患者が食事を楽しみ、美味しく摂取できるよう、再度「食事」を見直し、更なる工夫を凝らすことが、看護の魅力行動につながる。

第4節　教科書には載っていないケアの発見

看護のテキストにはそれぞれの症状に対するケアの方法が載っている。たとえば，口内炎に対しては口腔内の保清が大切であり，化学療法の副作用による脱毛に対しては精神的ケアが重要であるなど，それぞれの対処法が記載されている。

1　個別の看護

病気の進行によってさまざまな症状が現われることがある。治療の副作用や貧血に苦しむ妹に寄り添い，苦痛を緩和させる，よりよい方法はないかと試行錯誤を重ね，独自のケアを行った。

(1)　口内炎のケアと工夫

口内炎の主症状は，疼痛，発赤，飲食物がしみる，会話がしにくいなどである（佐々木監修［2004］26頁）。口腔内の疼痛に対して妹は，氷片による冷却を望んだ。病院の大型製氷器で作られた3cm角の氷をいくつか用意し，水にさらして角を取り，1cm程に小さくしてから妹の口に入れた。しかし，大きさを小さくしても硬さはさほど変わらないため，かえって好ましくない刺激を与える結果になってしまった。

そこで，平型容器をいつくか持参して，水やアミノ酸飲料，ジュースを注ぎ冷凍庫で厚さ5mm程の氷を作った。薄い板状の氷は好みの形に簡単に割れ，口唇を大きく開けることのできない妹でも，板チョコのようにした氷は舐めることができた。「酸味のあるものは避ける（特に果物）」とあるように（佐々木監修［2004］26頁），蜜柑やパイナップルなど酸味のあるジュースは刺激となるため避け，桃や葡萄などの甘いジュースで作った氷を好んで舐めていた。また，うがいには，水や白湯よりもアミノ酸飲料の方が低刺激であり，「うがいをした後，口腔内や口唇がしっとりと潤う」というこ

口内炎に対するケア

1. 氷片による冷却
   - ×製氷器の氷：硬い，割れにくい
   - ◎薄く作った氷：板チョコのように割れる
2. 口腔内含嗽
   - ×水道水：ピリピリする，かさつく
   - ◎アミノ酸飲料：刺激なく，しっとりする

とがわかった。

　私は，妹がいつでも水分が摂れるように，また，うがいの水が不足しないようにと，水やお茶，アミノ酸飲料をコップや吸い飲みに200 mlずつ入れておいた。ところが，妹は「飲めなかった」と嘆いていた。このころの妹は，元々の貧血と手術による失血で，血色素量は5.0 g/dl代まで低下しており，顔面も手足も透き通るように青白く，身体の向きを変えただけでも肩で呼吸するような状態であった。

(2) 患者を観察し，きめ細かく援助する

　妹が水分を口にできなかった理由は，コップや吸い飲みを「持ち上げることができなかった」ためであった。どれくらいなら持ち上げられるのかを試したところ，50 mlが限度であった。たっぷり用意することが親切であると思うのは看護する側の勝手な解釈となる場合があるので注意する必要がある。

　また，配膳された椀の蓋を取れないために，食事に手をつけていないこともあった。蓋付きの椀は温度変化により中が陰圧になるため，健康な人でも蓋を取るのに手間どることがある。貧血により，身体がふわふわしている状態で指先にも力の入らない患者にとって，陰圧になった椀の蓋を取ることはかなりの重労働であることを忘れてはならない。

　折々の患者の状態をよく観察し，検査データ等の数値が生体に及ぼす影響を十分に考えたうえできめ細かな援助をすることは，看護師の責務である。

　妹は，手術療法の後，万全を期して化学療法を3クール受けた。化学療法の副作用としては，骨髄抑制，口内炎，悪心・嘔吐，下痢・便秘，脱毛・皮膚障害，肝障害などさまざまな症状がある（佐々木監修［2004］3頁）。それらの有害反応に対するケアを，その時々に適切に行うことが求められる。

(3) 化学療法を受ける患者の苦痛

　化学療法にともなう苦痛は想像以上のものがある。尋常性疣贅の治療を受けたことのある友人に，妹は「ブレオマイシンの局所注射すごく痛かったでしょ。私は，それが全身を巡っている感じなの」と，おとなでも悲鳴を上げる治療にたとえて，自分の症状を説明した。看護師である妹は，一般の患者よりも

具体的に自分の症状を説明することができ，それに対処するためのケアを受けられた。しかし，自分の症状を適切に伝えられない患者もいる。看護師は，患者の訴えを的確に受け止める態度を身につけておくことが望まれる。

化学療法開始後10日程で脱毛が始まった。「髪は女の命」という。30代の妹にとって，髪が抜け落ちるというボディイメージの変容は精神的苦痛であった。化学療法による脱毛の予防法は確立されていない。かつらの情報提供やバンダナの工夫等が主なケアである（佐々木監修［2004］73頁）。看護師はシーツや枕に抜け落ちた髪を，粘着テープで丁寧に取り去りながら，「また，生えてくるからね」と慰めてくれた。私は，妹の気持ちが明るくなるような可愛らしい模様のバンダナや綺麗な色の帽子で妹の頭を包んだ。日替わりのバンダナや帽子に，少しは気を紛らわすことができたようである。

(4) 皮膚への刺激を緩和する

妹には外見的な可愛らしさで気を紛らわすよりも重要な問題が生じてきた。それは，寒さ対策と皮膚刺激の緩和であった。「体毛」には，寒冷や温熱，光や衝撃等の外界刺激から身体を保護する作用がある。頭髪や眉毛，睫毛などの体毛はもちろんのこと，産毛までも抜け落ちた妹は，真夏だというのに「身体中がスースーする」と言ってカーディガンを羽織り，脚にはレッグウォーマーをはいていた。しかし，長袖のカーディガンは点滴を刺入するさいに都合が悪く，着脱にも不便なところがあった。そこで，ベストを着用し，腕にはレッグウォーマーを「アームウォーマー」に転用して着用を試みた。これにより，着脱や長さの調節が容易となり，点滴中の上肢の露出を最小にすることができた。

また，少しの接触にも皮膚の痛みを訴えた。「毛」という防護機能を失った皮膚が過敏になったためである。そこで，清拭のさいにはタオルを使ってこすらずに皮膚を押さえるようにした。更に，糊の効きすぎた寝具類は痛くて冷たいと言って，その上に臥床することができなかったので，シーツの上には大判のバスタオルやタオルケットを敷いた。

同様に，枕にもタオルを巻き付けてみた。しかし，抜けた頭髪がタオルのループにからまり，それがチクチクと皮膚を刺すのでこれは逆効果であった。つ

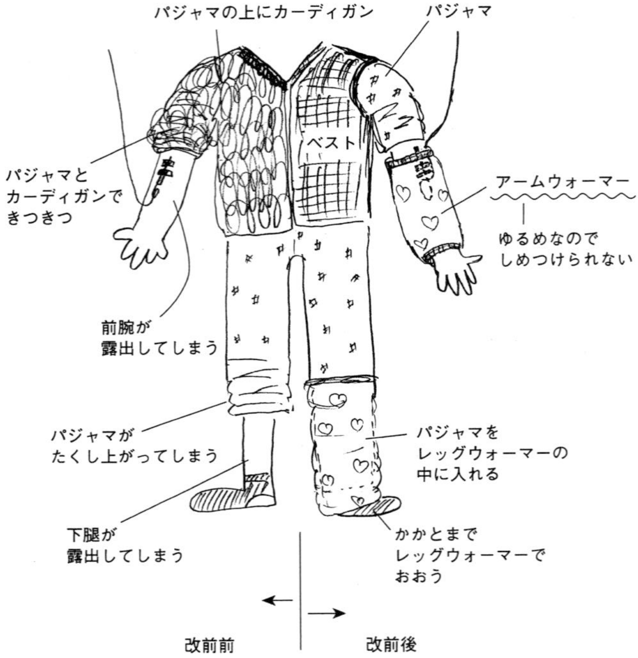
パジャマの上にカーディガン
パジャマ
ベスト
パジャマと
カーディガンで
きつきつ
アームウォーマー
ゆるめなので
しめつけられない
前腕が
露出してしまう
パジャマが
たくし上がってしまう
パジャマを
レッグウォーマーの
中に入れる
下腿が
露出してしまう
かかとまで
レッグウォーマーで
おおう
改前前
改前後

ぎに，ナイロンのスカーフで枕をくるんでみたが，汗を吸収せず，しっくりこなかった。そこで今度は，シルクのスカーフで枕をくるんでみると，繊維の目に抜け毛が入り込まないので皮膚があたってもチクチクせず，吸汗性・保温性にも優れ，滑らかな肌触りであった。このようにいろいろな素材を試した結果，枕をくるむ，頭にかぶる，首に巻くもの等はシルク素材のスカーフに決定した。テキストに載っているケアに留まらず，患者の訴えを十分に聴き，よりよいケアを追求する姿勢が看護師には大切である。

看護とは試行錯誤し，創意工夫を凝らすことによって，患者の喜ぶ顔を見ることができる。「なんとやり甲斐のある仕事だろう」と実感した。

2　看護における魅力行動のために

手術後の患者は，瘡の安静を保つために行動が制限されたり，疼痛により体動が困難になることがある。妹も，仰臥位のまま 3 日間過ごしたことがあった。

(1)　「変化」の効用

数日経って，医師から側臥位や座位もよいという許可がでたとき，妹は体を動かすという「変化」を喜んだ。

さらに，車椅子の許可がでたとき，廊下の窓から数日ぶりに外の景色を見て「街が見えた」「空が青くて嬉しい」と涙を流した。そして，「中庭に行きたいな」と望んだのである。金井一薫が「変化が病人の生命に活力を与え，（中略），回復過程を助ける」（［1994］155～156頁）と述べているように，妹は「変化」という刺激によって，疼痛にもかかわらず動きたいという意欲がわいてきたのである。

ナイチンゲールは「美しい景色を見せること，いろいろな花や可愛らしい品々を，その変化に気を配りつつ見せること，そうした配慮によって患者の精神は安らぎを得る」（湯槇他訳［2000］110頁）と述べている。この言葉を思い出し，見舞いの花や千羽鶴，縫いぐるみや香袋など妹の好みを聞きながらベッドサイドに飾った。妹は，それらの品々を楽しみ，励まされ，癒され，勇気をもらったと思う。

そして，病床にあっても自分にできることをみつけ，「とりどりの花より見える優しさを我感じつつ明日も生き抜く」（宏子）と短歌を詠んだ。快癒を祈って千羽鶴を折ってくれた看護学生たちには，「それぞれに個性かがやく鶴たちの優しきこころ荏原の誇り」（同）と詠んで礼を述べた。彼らは妹の母校である東京都立荏原看護専門学校の後輩たちである。

(2)　絵本の効用

患者は，病気に対する不安を多かれ少なかれ抱き，精神的に落ち込むほか落ち着かないものである。柳田邦男は，自身が精神的に落ち込んでいたさい，絵本をゆっくりと読み「心がなぜか穏やかに癒されていくのを感じました」（［2001］10頁）と述べている。それを知った母は，妹の傍らでよく絵本を読み聞かせた。病気に対する不安を訴えたり，鎮静剤でうつらうつらしていたりするときに，小さな声でゆっくりと読み聞かせる絵本は，妹の心を落ち着かせ，気持ちを和ませたと思われる。母もまた，「小さいころにも読んであげたよね」

と涙ぐみながら,「なんだかホッとする」と言って絵本を読み続けた。「読み聞かせるという肉声による共同の読書体験によって,読み聞かせる人も貴重な体験を得ている」(柳田［2004］202頁)というように,絵本を読み聞かせる行為を通じ,母もまた癒されたであろう。

絵本というと,子どものためのものと思いがちだが,「実は子どもだけのためのものではなく,年代や世代を超えて共有できるものなのだ」(柳田［2006］14頁)という絵本の利点を心に留め,患者の心を癒す方法として絵本を読み聞かせることを,看護のなかに取り入れていきたいものである。

(3) 魅力行動を身につけた看護師

入院中,看護師たちは妹に「変化」を与えようとさまざまなケアを考えてくれた。たとえば,清潔のケアである。しかし,「体を拭きましょうか」と言われたそのとき,タイミングが合わず,ぐったりしていることもあり,「今は結構です。すみません」と断ることもあった。

そのようななか,さりげなく「変化」をもたらしてくれる看護師との出会いがあった。検温は,普通なら「お熱を測ってください」と体温計を差し出すところだが,Ｃ看護師は「蒸しタオルをどうぞ」と,先に蒸しタオルを差し出してくれた。

「どこを拭くの」と問う妹に,「お好きなところを拭いていいですよ」とさわやかに言い,あくまでも妹の意思を尊重してくれた。さりげなく蒸しタオルを渡すというＣ看護師のお陰で,妹は,手と首の汗をぬぐい「さっぱりした」という変化を味わうことができたのであった。

また,Ｄ看護師は,体温計が検温完了を示す"ピッピッ"と鳴るまでの間に必ず,ポータブルトイレや膿盆(のうぼん)を処理してくれる。その素早さとさりげなさには感心しきりである。室内の汚物を処理したことにより空気が変化したと感じお礼の言葉を述べると,Ｄ看護師は「当たり前のことをしているだけですよ」と,さりげなく言い,さわやかに微笑んだ。

「日常生活を整える」という行為をさりげなく実践し,患者に変化を与えるＣ看護師とＤ看護師は,「さっそく・さりげなく・さわやかに」という「ささ

さ親切」（古閑博美）の魅力行動が身についた看護師であると感じた。

(4) 看護の魅力行動

　看護師として勤務してきた経験を振り返り，そして，妹の看護を通して，「新鮮な空気，陽光，暖かさ，清潔さ，静けさ，食事などのすべてのことを適切に整えるための知識と技術を身につけ，最大限の創意工夫を凝らして患者の回復を助ける努力をする専門職」こそ「看護師」であると確信するようになった。そして，「知識」「技術」は患者の回復を願って創意工夫を凝らす「思いやりの心」の三つがバランスよく揃っていることが大切である。知識と技術は看護学校において教授することができるが，看護師には人間的成長が必須であり，それは自らも磨きをかける必要があるのではなかろうか。正しい知識・的確な技術はもちろんのこと，やさしさと思いやりの心をもった素敵な看護師になるために，日ごろ実践することとしてつぎの二点を提案したい。

　会話をする

　第一に，他人と「会話をする」ことである。インターネットや携帯電話でのメールのやりとりが盛んな昨今，機械に向かうのが得意という人が増えた。しかし，看護の対象は人間である。文字を駆使しての意思疎通もできるが，声を発しての感情表現や意志の確認，さらには，相手の表情を読み取ったり，その場の雰囲気を感じ取ったりするのは人間のなせる技である。

　ぜひ，普段から，相手の目を見て話を聴くことを重視しつつ，相手に届く声と言葉で自分の意志を伝えることを意識し仕事をしてほしい。看護師の職務には患者と「声を出して会話する」ことが不可欠である。

　感性を磨く

　第二に，自分の「感性を磨く」ことである。これも，看護の対象は人間であることに拠る。相手と一緒に喜んだり悲しんだり，素晴らしいものを見て共感する感性が備わってこそ，はじめて「相手の立場に立った看護」「患者中心の看護」が実現できるのではなかろうか。感性を磨くため，私は，季節の移ろいを感じさせてくれる草花を育てているほか，華展などに足を運んでいる。

　旅行先で美しい雄大な景色を眺めたり，地元の人たちと話したりすること

も，心を豊かにする経験となる。休日を利用して学習を深めることは大切だが，美しいものを見る，楽しい経験をする，旅行に出かけるなどして感性を磨き，心を豊かにすることが大切であると，看護師を目指す学生たちに勧めている。

(5) 魅力行動を実践する

看護師に対して，患者がなにを求めているのかを，外来患者100人に調査した結果がある。「理想の看護師」の第1位はやさしい（25人），以下，いつも笑顔（21人），親身になってくれる（18人）などが上位を占める一方，てきぱきと仕事をこなす，責任感がある，頼りになるなどの「速さ」や「的確さ」などが求められている（『ホスピスタウン』［2006］26～27頁）。

次代を担う看護師を育てるにあたって，療養上の世話に関する知識や技術，診療の補助についての知識や技術を教授することはもちろん，「患者を癒し，安らぎを与える魅力行動」の大切さを伝えていきたい。そのためには，常日ごろから「魅力行動」を心がけ，実践することが望ましい。看護では，風を起こさず，音を立てず行動し，創意工夫を凝らした癒しの技術に磨きをかけ，患者の心に寄り添う「看護における魅力行動」を実践していきたいものである。

（諸橋 由美子）

参考文献

フロレンス・ナイチンゲール著／湯槇ます，薄井坦子，小玉香津子ほか訳（2000）『看護覚書き―看護であること・看護でないこと―』現代社

坪井良子，松田たみ子編（1999）『考える看護技術』廣川書店

紙屋克子監修（2006）『ナーシングバイオメカニクスに基づく自立のための生活支援技術』ナーシングサイエンスアカデミー

宮川晴妃編（2003）『メディカルフットケアの疾病・転倒・寝たきり予防にも役立つ技術―』日本看護協会出版会

小野村健太郎（2004）「アロマセラピー学会からマスメディアへの発信」『日本アロマセラピー学会誌』Vol.3, No.2

金井一薫（1994）『ナイチンゲール看護論・入門―"看護であるものとないもの"を見わける眼―』現代社

佐々木常雄監修（2004）『癌化学療法 副作用対策のベスト・プラクティス』照林社

柳田邦男，河合隼雄，松居直：（2001）『絵本の力』岩波書店

柳田邦男（2004）『砂漠で見つけた一冊の絵本』岩波書店

柳田邦男（2006）『大人が絵本に涙する時』平凡社
「シリーズ・外来患者100人に聞きました 私の理想の看護師さん」『ホスピタウン』日本医療企画，No.168（2006）

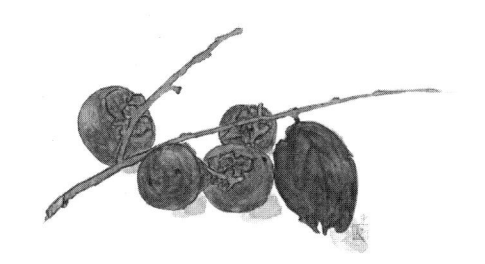

第6章　看護師と患者のコミュニケーション

第1節　コミュニケーションと指導

1　看護とコミュニケーション

(1) 傾　聴

　多床室では心理的な苦しみを抱えた患者に頻繁に遭遇する。患者の声に耳を傾けるのは重要だが，病室環境を考慮した対応をしなければ的確な傾聴はできない。

　病院は「生老病死」のすべてが存在する場である。したがって，そこでは人びとの苦しみ，悩みが絶えず交錯している。患者と家族は疾患の治療だけでなく，生活の変化や家族関係の亀裂など，さまざまな苦しみを抱えている。そうした場で働く看護師は傾聴が専売特許でもあるかのように，悩める患者の声に耳を傾けようとする。

　日本看護科学学会の看護行為用語分類では，「傾聴」を「相手の感情や思考に沿って，相手の話に耳を傾けること」と定義づけている。また，同じ分類領域で"聞き沿う"として「相手の話につきあいながら，内容は深追いせず，話したいことを充分語らせること」や，"共にいる"を「対象の傍らにいて，時間と空間を共有すること」と表現している。傾聴によって期待される効果は，「患者が自分の気持ちや考えを表出することにより，『気持ちや考えが整理できた』と感じ，辛さが軽減する」とある。

　看護師の傾聴によって救われる患者や家族は少なからずいるであろう。ところがつぎの状況ではどうか，考えてみたい。

　患者の手をとって，看護師はひざまずいて優しそうに傾聴している。この患者は子宮がんで子宮，卵巣の全摘出をしなければならない。それを知った夫が，「子宮を取ったら，女ではないな」と言って帰ったようだ。患者はベッド

第6章　看護師と患者のコミュニケーション

に伏して泣いているところに看護師が訪室したのだ。

　この場面の右側を見ていただきたい。多床室ではベッドの間隔は180cmと決められている。ベッド間はカーテンで仕切られているだけで，隣りのベッドの患者に話の内容は筒抜けである。隣りの患者は手術後順調に回復し，時間をもてあましている。とかく女性患者の病室は面会人がどうの，看護師がだれそれさんにはいつも笑顔で話しているなど，噂ともねたみとも取れる雰囲気が生じがちである。人の苦しみは蜜の味，と言うと語弊があるが，自分の病状が落ち着いてくると，ともすれば他の患者に興味津津となりやすい。隣りの患者が，興味本位でこの患者と看護師の話を聞き，他の患者に吹聴して回るようなことがあれば，病気のうえに噂の対象となった患者の苦しみは倍加するであろうし，彼女の夫は病室の雰囲気を察知して面会に来なくなる可能性もある。看護師の場をわきまえない形だけの傾聴によって，もしこの夫婦間になにか問題が生じたら，患者の疾患による心身のダメージをさらに大きくする恐れがある。

　隣りの患者が聞き耳を立てていることに気を配ったうえでの傾聴ならば，患者にとって良いタイミングでの傾聴だといえる。それでは，この場で看護師はどうしたらよかったのか。看護師は病室の環境調整の役割も担っている。多床室での患者のプライバシーを守るのは難しいことを，常に念頭におく。形だけ

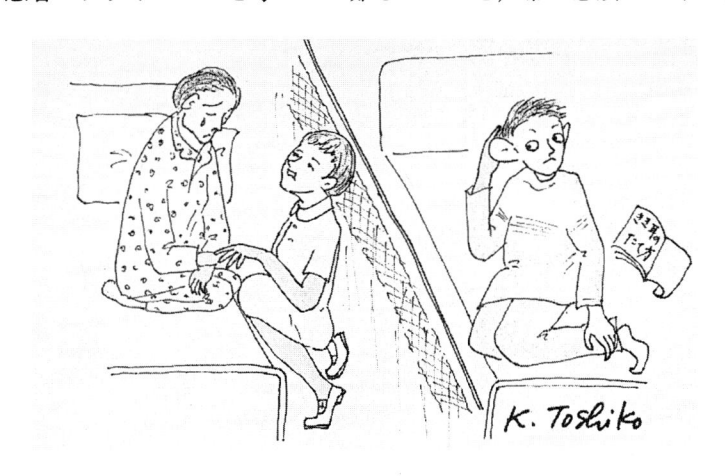

の傾聴では医療専門職の行為とはいえない。

　泣き伏す患者への対応には，まず慌てずに，その場の状況を素早く察知し，場合によってはナースステーションに誘い，熱いお茶を勧め，患者が一口飲み，落ち着いた後に傾聴するのがよいのではないか。

(2) 口臭

　健康なときにも，相手の口臭やオーデコロンのにおいは気になる。入院して臥床している患者にとって，看護師のにおいは避けられない場合が多い。患者に信頼される看護師は，自身の発しているにおいが患者にもたらす影響を知る必要があろう。

　傾聴するさいの落とし穴は，看護師の口臭である。傾聴は多くの場合，患者の顔に看護師が顔を近づけて行うことが多い。

　誤嚥性肺炎で入院している高齢の女性患者は，夜間になると呼吸困難を訴える。独り暮らしで面会人はなく，肺炎で声が出せないため同室者とも会話がなかった。動脈血酸素分圧が低いことから，食事は十分に摂取できず体力は落ちていたが，治療の効果が出て近々退院が可能になった。しかし，退院後の寂しい生活を考えると眠りにつけない。

　なかなか寝つけないとある深夜，彼女は息苦しさを感じ，ナースコールを押した。そこへやってきた看護師は，屋上で喫煙してナースステーションに戻ったところであった。すぐに患者のもとに駆けつけたのはよいが，彼女のたばこのにおいが患者の呼吸困難を助長してしまった。たばこに含まれる有害物質は，呼吸器系に対して，とくに強く作用する。患者は寂しさもあって，駆けつけてくれた看護師に感謝したいところだが，「おーくさい。こんな臭いを嗅されるくらいなら，苦しくても，寂しくても我慢するしかない」と，必死に眠れない夜をすごさなければならなくなった。

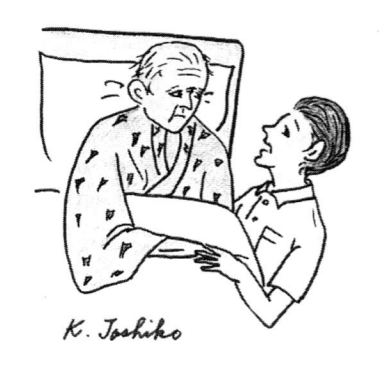

　患者がナースコールを押さなければな

らないほど症状が悪化しているにもかかわらず，看護師の口臭のためにじっと耐えなければならないとしたら，傾聴どころか患者の生命さえも危険にさらしてしまうのである。魅力ある看護師になるためにはたばこ臭に限らず，口臭には充分な注意をはらわなければならない。

　魅力ある看護師は立ち居振舞とともに，患者に不快感や嫌悪感を抱かせるような口臭をはじめ，香水など，自身が発しているにおいにも敏感でありたい。

2　療養指導

(1)　生活習慣病指導

　健康増進法が制定されるもととなった疾患が糖尿病であり，Ⅱ型糖尿病は生活習慣に基づく疾患ともいわれている。糖尿病の基礎疾患があることで，心筋梗塞，脳梗塞，腎不全，網膜症，末梢神経障害など，身体のあらゆる部位に問題となる状態を作り出す。したがって，看護師が生活改善に向けた指導を行わなければならない場面は多々ある。しかし，その指導にあたっては，患者は「おとな」であることに十分に配慮した対応をしなければならない。看護師は，「指導させていただく」という気持ちをもつことが大切である。

　生活習慣に由来した疾患が多い現在，健康増進法が制定され，よりよい健康生活を維持するための取組みが盛んである。看護師は，糖尿病，心臓疾患，肝臓疾患，腎臓疾患，骨関節疾患，脳血管障害などの患者に対して，日常的な生活習慣全般について指導を行っている。この指導は患者が自身の疾患について知識を深め，病状が悪化しないような生活を送ってほしいから実施しているのである。しかし，看護師による指導が患者の自尊感情を損なってはいないだろうか。

　食生活への制限は生活習慣病と闘う患者にとって最も辛いことである。摂取カロリーの制限，食べてはいけない食品の種類，一日の水分量まで限られている。健康な人にとっては自然な食事が，患者にとっては疾患の原因になるのである。

　糖尿病で教育入院中の患者が，病院を抜け出しビール

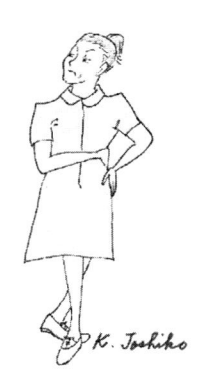

を飲み，鰻を食べて帰院したところに，糖尿病療法士の資格をもった看護師が待ち構えていた。「酔っていますね。それに鰻のにおいもします！ 医師の許可は出ていないはずですが！」と語気荒く話し始めた。患者は久しぶりのビールと鰻でご満悦であったが，幸せは長くはつづかなかった。看護師の厳しい質問に，酔いはすっかり醒めてしまった。

　糖尿病は生活習慣病のなかで患者数が最も多く，適切な治療とともに生活習慣を改善しなければ，全身におよぶ多くの合併症を引き起こす疾患である。したがって，多くの病院では糖尿病専門の外来を設置し，生活習慣に関する教育，指導が行われている。自覚症状が出てから受診するよりも，検診などで発見されることがほとんどである。

(2) 教育入院指導

　教育入院といわれても，患者の多くは"自分は糖尿病患者"という自覚がない。身体に痛みを感じ，行動制限などの自覚症状があれば，自ずと治りたい気持ちが起こるのだが，糖尿病は症状が進行した状態であっても自覚症状が出にくい。生活習慣の改善としては，食事療法や運動療法が主である。改善が必要なのかなど，自身の身体状態と照らし合わせて納得のいく説明を得ることができれば，好ましい食生活や運動習慣を身につけることを積極的に考えるようになる。

　突然の病名宣告に戸惑う気持ちと，食べたいものが食べられないのか，運動しなければならないのかなど，患者の気持ちは千々に乱れている。現在，多くの病院で行われている患者指導はこうした患者の戸惑いや苦しみを理解したうえで行われているであろうか。

　入院前の生活習慣を尋ねる場合でも，「そんな生活をしていたから糖尿病になった」といわんばかりに問題点を指摘する態度がある。そのうえ，指導は，個々の患者の病状の進行状態に適したものではなく，患者が理解できないような専門用語を使用している。さらに合併症については，食生活の改善，運動をしなければ網膜症，腎不全，下肢の末梢神経障害が起こるといって，足部の壊死した状態のリアルな写真を見せたり，網膜症で視覚を失ったりした患者を例

にあげる。自分自身の身体の変化を自覚していない患者を執拗に脅している。

　指導であれば，患者を「合併症を起こさないような生活をしよう」という気持ちにさせなければならない。医師からは糖尿病とはどのような病気かを説明され，栄養士からはカロリー計算を，看護師からは運動のしかたをはじめとする生活一般を指導される。つぎつぎにはじめて聞く言葉と，合併症の重症患者の写真から，恐怖心だけが増幅される。

　「食生活を改めなければならないので，このパンフレットをしっかり読んで，明日までにカロリー計算ができるようにしてください」と言われた80代の女性は「こんな小さな字は読めないし，なにが書いてあるのか，まったく分からない。年をとってバカになった自分を自覚させられているようだ。今まで家族の食事はすべて私が作って，子どもたちだって立派におとなになっている。これまでの生活のしかたが悪いから病気になったなんて言われ，私の主婦としてのこれまでの人生を否定されたようで，苦しい」と訴えた。彼女にとっては，糖尿病を宣告された以上に，人生を否定されたことが悲しかったのだ。

　指導ではなく，脅しともとれる言葉を吐く看護師は，患者にとって脅威である。看護師の話を患者が理解しているかどうか，段階を踏み患者の様子を確認しながら糖尿病がもたらす身体変化を正しく説明できなければ，"指導"とはいえない。患者の戸惑いや苦しみを察知しながら，それぞれの患者の理解度に合わせて対処すること，そして患者を包み込む微笑みをもって説明すること

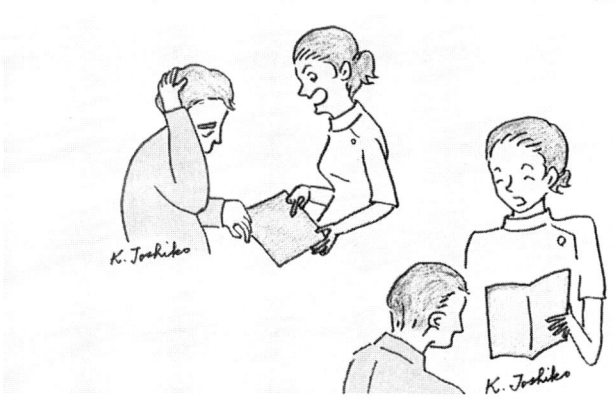

が必要ではないか。患者がわからないのではなく，患者に理解してもらえない説明をした看護師に，責任があることを心したい。

　看護師自身が糖尿病の病態生理を深く理解していなければ，病気に関する知識のない患者に適切な生活指導はできない。患者に対して生活習慣を自ら改善しようとする「内発的動機づけ」る指導ができて，はじめて専門職としての看護師と認められるであろう。

第2節　病室管理と緊急事態への対応

1　病室管理

　多床室への入院は患者の幸不幸を左右する。同室者によっては，療養どころではなくなってしまうことがある。

(1)　患者と人間関係

　ナースステーションの前のソファーに，困り顔の患者らがひそひそ声で額をつけて話している。一人はC型肝炎で安静が必要であり，もう一人は静脈内点滴注射の側管が2本入っていて，本来ならばベッドに横になってもらいたい患者である。彼らが病室にいられない理由は，刺青をこれ見よがしにしてパジャマを着用しない患者が騒いでいるからである。休日勤務でその患者の静脈内点滴注射を行うことになったのは，入職2年目の看護師であった。

　「一発で入れろよ。ここの看護師は注射もろくに刺せない奴らばかりだからな」と，ベッド脇で点滴架に準備をしているときから，その看護師にプレッシャーをかけていたのである。そのプレッシャーに看護師はすっかり怖気づいて点滴を開始できず，リーダーの看護師の手が空くのを待っているところであった。

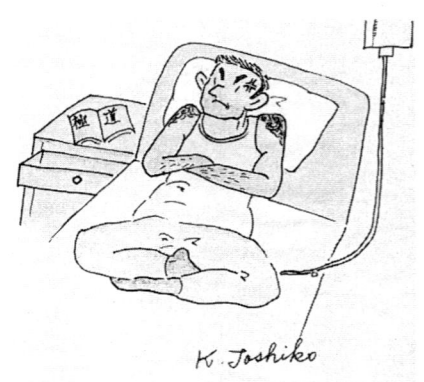

　しかし，休日は人手が足りないために頼んだ看護師には，なかなか病室に来てもらえなかった。患者はすっかり興奮し

て,「早くしろ,俺をだれだと思っているんだ」と大声で怒鳴り散らし始めた。同室者はその雰囲気に震え上がって,一人,また一人と病室を出て行った。

医療法では,多床室は患者一人の面積は医療法施行規則第16条3項で「(略)患者二人以上を収容するものにあっては,患者一人につき4.3平方メートル以上とする(略)」と決められている。一部屋に4台のベッドが入ると,隣りや前の患者の動静は手に取るようにわかり,四人の運命共同体といった状況である。一人が大声を出せば,同室で安静に過ごすことなど望めなくなる。同室になったのが運の尽きで,他の患者はひたすら我慢せざるを得ないこととなる。同室者の無謀な振舞いや,多人数の面会人で静寂が保たれないなど,多床室で療養するさいは不都合が生じることは多くある。こうしたとき,看護師の取るべき行動はどうあったらよいのか考えたい。

まず,刺青についての特記ではないが,公衆浴場法第3条に,「(略)入浴者の衛生及び風紀に必要な措置を講じなければならない」と明記されている。この"刺青氏"の行動は風紀を乱す行為ととらざるを得ない。パジャマを着衣させ刺青を人目につかないようにするなど,他の患者への威圧感や,恐怖心を取り除かなければならない。

(2) 看護師の対応力

入職2年目の看護師は,自分が怖気づく前に「一回でできないと申し訳ありませんので,先輩の看護師に代わってもらいます」と言ってその場を離れ,先輩看護師の都合を聞いたうえで「何時に○○看護師が伺います」と患者に告げておけば,事態は別な展開になったであろう。

さて,今度は先輩看護師の対応を考えてみよう。「お待たせしました。素敵な刺青ですが,病院はいろいろな人が生活している場ですので,注射の前にパジャマを着ていただきたいと思います」と相手に侮られない,そして他の患者の療養生活を守るという自負に基づいた凛とした態度で,患者に入院態度を改めるよう喚起する働きかけがあればよい。

しかし事態は悪い方向に進んでいる。もしこのまま刺青の患者が騒いでいれば,患者は強制退院させられ,治療が中断してしまう。このような事態の収

拾には，多くの場合，事務職員に連絡し病院の規則を説明してもらう。他の患者への迷惑行為を理由に，病院の規則に反したとして強制退院させることもある。刺青の患者は急性肝炎で入院しているのであって，退院すれば治療が中断することになる。看護師は，病院が受け入れた患者は看るのが仕事だ。患者は治療を受ける権利をもっているのであり，患者には治癒して退院するよう働きかけるのが仕事である。

　経験不足の看護師の点滴注射の失敗に対する陳謝は当然であるが，休日で人手の足りないなか，刺青の患者を恐れて安易に優先することはできない。そうした事情は毅然とした態度で伝え，その患者自身にも協力を求める必要があろう。そして多床室での療養のしかたについて病院の方針を明確に伝えたい。たとえば，大声が他の患者に与える影響，刺青を見せない配慮などである。こうした，患者と向き合い，患者が納得できる説明をしてこそ，看護師は魅力行動力の持ち主といえるのではないだろうか。

2　緊急事態への対応

(1)　緊急時の冷静な対応

　患者の容態の急変や病室でのトラブル発生など，看護師の瞬時の対応が問われる場面は日常的に起こる。これらの事態は予測不能である。日常の仕事の積み重ねのなかで緊急事態に適切に対処する能力は養えるのではないか。

　24時間，365日，病院ではなにが起こるかわからない。疾患を抱えた人たちが療養するために入院や通院しているのであるから，予測不能の出来事の連続といってもよい。

　急性心筋梗塞で入院した患者がCCU（循環器集中治療室）から個室にもどり，順調に回復し明日退院となった。ところがその日，禁止されていたはずの喫煙をしてしまった。治療によって梗塞していた血管が，ようやく開通し，リハビリの効果もあり，元の血管に補強されつつあった。この患者にはもともと糖尿病疾患があり，他の血管の閉塞も懸念されていたために医師から「禁煙」を命じられていた。しかしこの患者は退院を明日にして，すっかり回復したつもりになっていた。個室であり，こっそり隠れてたばこに火をつけ，一口吸い

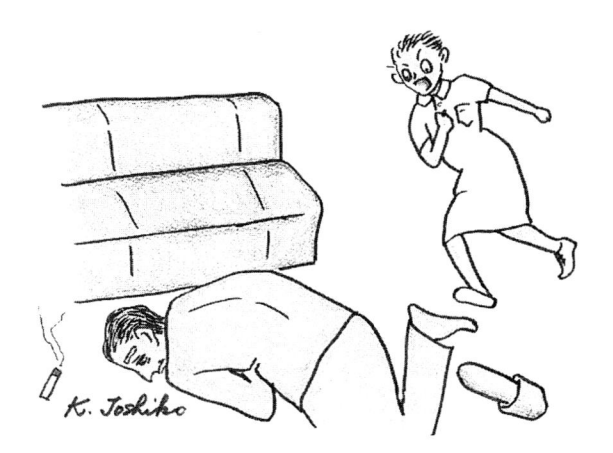

込んだ瞬間，ソファーから転げ落ちた。今回，梗塞した血管よりもさらに太い血管が攣縮(れんしゅく)したのである。

　こうした患者の命は，転落した音に気づき，この場に駆けつけた看護師の対応によって左右されることがある。看護師は意識のない状態の患者のそばに付き添い，ナースコールまたは個々の看護師が持っているピッチで現状を他の看護師に知らせ，医師への通報，酸素吸入，血管確保，救急カートの準備などを数分で手配できる力量を備えていなければならない。

　看護師は，病棟の他の患者に緊急事態が知れ渡るような行動はつつしみたい。努めて冷静さを保つことにより確実な救命が行えるのである。自分自身に"冷静にならなければ"と言い聞かせることが大切である。日常的に落ち着いた行動を取ることが，緊急事態での対応に役に立つ。患者の急変に出会ったとき冷静な行動ができることが，専門職に求められる魅力ある対応といえる。

(2) 事故発生時の適切な対応

　人生には，思いもかけない疾患を告知されたり，疾患ゆえに失職したり，家庭崩壊に至ることもある。病院においては絶えずこうした苦しみを持った人びとと接している。周囲の者が患者の心の苦しみを理解できず，その結果，患者が自ら命を絶ってしまうこともありうる。

　コンピュータ・プログラマーである患者は脳梗塞を発症し，その結果，半身

麻痺と視野に問題があった。まだ30代の患者には妻と3歳の子どもがいた。妻も仕事を持っていたため，面会にはほとんど実父と妹が来ていた。いつも陽のあたる窓際のベッドにいるにもかかわらず，"暗い，暗い""自分はもう仕事には復帰できない"と言っていた。そして，急性期が過ぎ，リハビリ専門病院へ転院する前日，この患者は6階の屋上から投身自殺を図った。早朝6時の起床後であり，中庭からのにぶい音を聞いた患者が何人もいた。そのなかには，たまたま外を見ていて，人が落ちていく姿を目撃してしまった患者もいた。騒然とするそれぞれの病室。警備員と看護師らが駆けつけたが，患者は耳から髄液が大量に流れ，鼻出血があり，瞳孔は散大し，呼吸は停止，脈拍を触知できなかった。駆けつけた当直医が死亡を確認した。

　この事態に対し，看護師の取るべき行動は大きく二つある。一つは警察への連絡である。自殺に結びつく疾患の状態と，患者が死にたいと言っていたのは確かであった。しかし患者が亡くなったことが事実であっても，自殺と断定はできない。警察，さらに監察医による検視によって，他者による殺人でないと立証されなければならない。

　看護師は，投身，首吊，刃物，薬物など，さまざまな手段による自死の場面に遭遇する。首を吊った状態の患者を看護師が発見したとき，紐を解いてはい

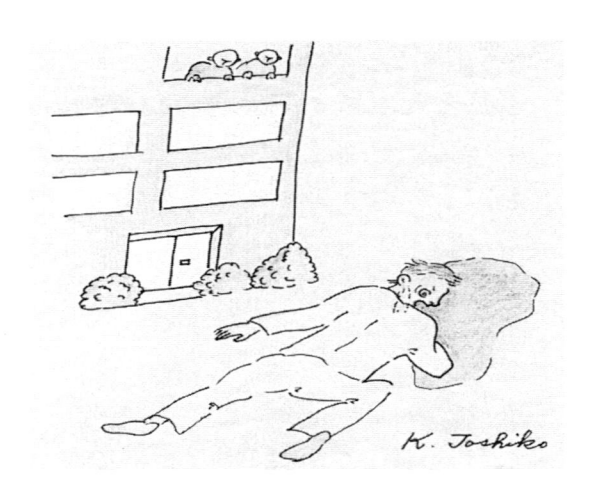

けない。結び目の上をはさみで切り，救助する。自殺，他殺の判断は警察の管轄であり，その患者や家族など関係者にとって重大な結果を及ぼす。

　二つ目は，混乱している他の患者の動揺を最小限にとどめる働きかけである。入院患者のほとんど全員は多くの苦痛を抱えている。他の患者の死と，自身の死を結び付けて混乱してしまう危険がある。人体が地面に叩きつけられた音は独特であり，耳から離れない。また落下する姿を見た患者がいる場合もある。こうした音や人の姿が脳裏に焼きついて，それを見聞した患者自身の症状に変化をもたらすほどの影響がある。夜間に蘇ってくると訴える患者もいる。

　それゆえに，血液，髄液の中に横たわる患者を，他の患者の視界から一刻も早く遮断する措置を講じなければならない。たとえ死が確定していても警察官が到着するまでは，遺体を動かすことはできない。したがって，テントが必要となる。よくシーツで覆ったり，ビニールシートをかけたりするが，それを見た他の患者はそのシートやシーツそのものを遺体と感じて，心的外傷となることがある。病院職員全員の協力を得て，他の患者や家族らを落ち着かせる配慮が必要である。目撃した患者などは恐怖で，言葉も出ない場合もある。だれかがそばに付き添うなどの配慮をする。多床室では，患者同士で助け合うように協力を求めるのもよい。患者のストレスがとくに強い場合には，心理カウンセリングを行う必要もある。

　患者の自殺は予兆段階で防止することが最も望ましいが，病院内では多様な苦しみが混在しており最悪の場合不幸な結果に至ってしまうことがある。そのとき，看護師がどのように行動するかは，遺族の病院に対する信頼感，他の患者らのその後の治療結果に大きく影響する。患者の自殺に遭遇してもうろたえることなく，適切な通報，事後の処理を行う看護師でありたい。

（倉田 トシ子）

第3節　看護教育に活かすナラティブ

　看護は，実践の科学である。まずは，講義や演習を通して概念や理論という一般的な知識を学ぶ。そして実践で出会う現象にそれを統合して実践知を学ぶ。看護基礎教育の臨地実習はそれらを統合する場である。

　臨地実習で出会う患者の体験に寄り添うことで学生は看護実践を体験していく。そのなかで，患者に関心をもつこと，患者の感情や思い，考えを理解することからはじまる。そのためには患者の社会的背景やこれまでの人生など，患者の話に耳を傾け，患者に働きかけることで自分の看護ケアを発見していく。

　ここでは，患者の体験を学生が分かち合い，学生が自らの看護を発見する体験を重視する教育方法としてのナラティブ・アプローチ（narrative approach）について述べる。

　医療や看護をはじめとする臨床領域で，「ナラティブ」という言葉が注目されている。

1　ナラティブとは

　「ナラティブ」は，「物語」あるいは「語り」という意味である（野口［2002］14頁）。「物語」とは，一般的に「語り手が，語られる主体に，順序だてて語るさまざまなできごとのこと」をいう。「物語」や「語り」を意味するこの言葉は，もともと文学・文芸領域の言葉であった。それが「臨床」という領域で注目されるようになった。

　「ナラティブ」は，あるときは「物語」を意味し，あるときは「語り」を意味する言葉である。そしてさらに，「物語」と「語り」の連続性を意味する言葉が「ナラティブ」の基本イメージである，といわれている。

　よくあげられる例がある。それは，「王様と王妃がいました。王様が死にました。三日後に王妃も死にました」という話だ。これは事実の羅列だが，「王様が亡くなったので悲しみのあまり王妃も亡くなりました」と続けば「物語」となる。

　また，「昨日，奥さんとふたりの息子がいる患者が膵臓がんで亡くなった」

という事実は,「20年間連れ添った奥さんを残して,昨日,膵臓がんの患者が亡くなった。夫に先立たれ,つらく苦しい思いをしている母を息子が支えた」という「物語」になる。

このように,「ナラティブ」という言葉は,あるときは「物語」を意味し,あるときには「語り」を意味し,そして,さらにその両者の連続性を意味する(野口 [2007])。

人間は,一生のうちにさまざまな出来事(就職,結婚,出産,病気など)を経験する。その一つの出来事が他ので出来事と結びつき,一連の「物語」の形式をとる。

「休みもなく働き続けていたら,空港であわてて荷物を持ち上げた瞬間に,腰から背中にかけて激痛が走った,それでも休めないので鎮痛剤を飲みながら働き続けたら,誕生日の朝,とうとう起き上がれなくなった。」このように,激務と激痛と誕生日という複数の出来事が結びつき,一つの「物語」となる。

臨床の場は「物語」の展開する場である。たとえば,「闘病記」というものがあるが,このことを象徴的に示している。患者は,自分の半生を,病いの物語,闘病の物語として描き出す。病院や病室は,その物語の重要な一場面になり,医師や看護師はその物語の重要な登場人物になる。

さらに,その「物語」を語っているとき,それは「語り」である。単に「語られたこと」ではなく,だれかに向かって「語っていること」,つまりそこには具体的な人間関係が常に織り込まれている。「ナラティブ」は,「特定の語り

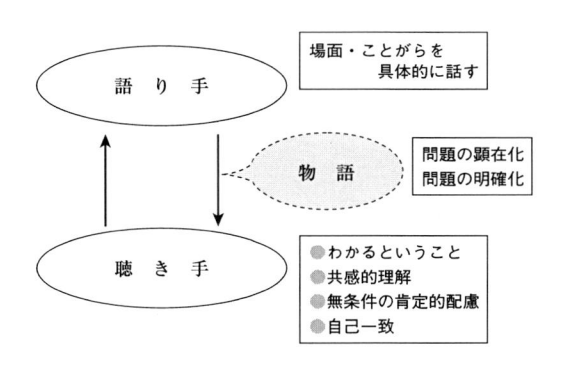

```
   ┌─────┐        場面・ことがらを
   │ 語り手 │        具体的に話す
   └─────┘
      ↑↓       ┌──────┐   問題の顕在化
              │ 物 語 │   問題の明確化
              └──────┘
   ┌─────┐     ● わかるということ
   │ 聴 き 手 │    ● 共感的理解
   └─────┘     ● 無条件の肯定的配慮
               ● 自己一致
```

手と聴き手とセットになった物語」という意味合いをもっている（野口［2007］）。

　臨床を，このように「物語」と「語り」という視点でながめ直す方法，それが「ナラティブ・アプローチ」である。これまで，医師や看護師などの医療従事者と患者の相互作用を適切に表現する言葉はなかった。今日，それは「ナラティブ」という言葉で表現されるようになった。しかしながら，「ナラティブ」という考え方は新しいことではなく，今まで医師や看護師が臨床の現場で実践してきたことだといえる。これまであった，患者を取りまくさまざまな人間関係を通して患者を一人の人間として理解し，患者と医療従事者としての関係を構築するという考え方と同じである。

2　EBNとNBN

　臨床の場面に，「物語」や「語り」すなわち「ナラティブ」という考え方を取り入れようとする動きが活発になっていると述べた。それは，Narrative-Based Medicine（以下，NBM），Narrative Medicine，もしくはNarrative-Based Nursing（以下，NBN）といわれている。家族療法のナラティブ・セラピーや心理療法のなかにも「物語」や「語り」を取り入れたものが多くあり，それらをすべてまとめて「ナラティブ・アプローチ」と呼んでいる。

　20世紀末から今日にかけて，医学や看護領域でEvidence-Based Medicine（以下，EBM）やEvidence-Based Nursing（以下，EBN）がキーワードになった。EBMは「科学的根拠に基づく医療」として世界的に普及した。

　従来，医師は，科学的・生物医学的（Bio-medical）な方法論を重視してきた。解剖学や生理学などを通して，人間の身体の構造や機能は共通であるという考え方である。看護教育も同様である。「物語」という主観的な要素をあえて取り入れないことで急激に発達したといえる。

　医療は患者と1対1の関係を基盤としている。しかし，患者は孤立した人体ではなく，たくさんの人間関係のなかで生きている。実際に患者と関わるなかで，科学的・生物医学的な考え方だけでは対応できない人との関係が必要となる。高度医療技術の進歩の過程で，ますます距離を隔てざるを得ない患者と医

師の関係をどのように構築するかが重要である。そのさいの,「患者が語る物語」あるいは「医師側の物語」にも焦点をあて,もう一度医療を考え直してみる,という新しい視点がNBMであるといえる。

EBMとNBMは矛盾(むじゅん)するものではなく,お互いを補完する概念であると考えられている。科学としての「医学」と,人間のふれあいという意味での「医療」とのギャップを埋めていく効果をもつ可能性があると考えられている。一人の人間として患者を尊重し,その個人の生きてきた物語を「架け橋」にして,医師と患者の関係を従来とはちがった形にしたいとの願いがそこにある。

看護の場合,医師と共通な医学の基礎的知識をもちつつ,個々の患者の特性に価値をおいた見方が重視されてきた。とはいえ,病院の規則や慣習が先んじる傾向が強く,個々人を尊重する実践が充分に行われてきたとは言い切れない。そこで,NBNへの関心が高まった。NBNは,これまで,患者自身が「病いの物語」を語ることを通して見出した意味を,癒しや治療に役立てようと,精神・心理療法の場面で応用されてきたことを,看護に生かす考え方である。

すなわち,人間はそれぞれ自分の物語を生きている,という前提のもとに,病人がどのような体験をしているかを理解し,またよりよいコミュニケーションを保ち発展させるために,患者と医療従事者のあいだをつなぐ「架け橋」として「物語」を位置づけている。EBNと連動して平衡(へいこう)をとりながら,臨床の場における目の前の患者の具体的なニーズに沿うための手段として「ナラティブ」という考え方を活用するものである。

3 「語る」ことの意味

「ナラティブ」には,「語り」と「物語」という二つの意味があると述べた。

自己についての物語,自己を語る行為そのものが自己をつくっているという「セルフ・ナラティブ」という概念がある(野口[2002] 37頁)。自分が今までなにに苦しみ,なにに傷つき,なにに喜び,なにに感動してきたのか,そうした自分にとってのかけがえのない経験をつづった一つの物語,それこそが"自分らしさ"を構成する最も重要な要素である。

臨床では,アルコール依存症のセルフケア・グループや,病院や地域での集

団療法の場面が自己物語，自己語りの場面となる。

　「話す」ことは，自分の思いを言葉にすることで，自分のなかにあるその問題および問題にまつわる感情を"離す"ことになる。それは，ある状況や感情に巻き込まれていた自分と距離をおいて，自分を見つめることができることを意味する。「経験を語る」とは，自分の体験を言葉で表わすことにより追体験することである。「語り手」は，その経験をやみくもに語ればいいというものではなく，その背景を語ると同時に再現性，すなわち経験した「場面，人，事象」をできるだけ具体的に言葉にすることが重要である。自分の経験を言語化することによって，「語り手」自身が，自分で語りながら「あぁ，こんなことがあったんだ」ということを再発見し，それが聴き手の学びにも通じ，その物語が考察を経て概念化が図られることもある。

　このように経験の「語り」とは，看護の世界では古くからあった手法である。NBNという方法は，諸先輩方によって行われていた。しかし，組織的に行われていたわけではない。看護理論も未発達で，教科書もない時代には，先輩方の経験から得た「語り」がどれほど役に立ったかわからないのである。

　つまり，経験の「語り」は患者のみならず，看護師が臨床での自らの経験を「物語」として語ることも意味する。看護師は自身の経験を語ることを通じて，臨床経験の言語化を図り，技術化につなげることができる。個々の看護師が自分の経験を語り，これらを集めて蓄積すれば，看護技術の構築に役立つ方向を目指すことができる。臨床において個々の看護師が日々の実践過程で印象に残った場面や人について「物語」を「語る」という意味は小さくない（川島[2007]）。

　第一に，一人の看護師が語るナラティブは，1回限りのものであっても，そこから引き出された教訓は，他の看護場面に適用できるだけでなく，他の看護師にも用いることができる。第二に，語ることを通じて，潜在化された問題意識が顕在化し，実践的知識を生み出すと同時に，すでにある理論との共通性や差異が明らかとなる。第三に経験を語る文化のなかで，経験未熟な看護師らが自らの経験を注意深く洞察する習慣や，他人の経験から学ぶ姿勢を身につける

ことができる。

　なお，看護教育の場にも「ナラティブ」の活用が今後，重要になってくるであろう。臨地実習のカンファレンスも「ナラティブ」な行為の一つである。カンファレンスのテーマは，実習のなかで患者との関わりで困ったことや学んだこと，とくに印象に残っている場面や気になっていることがらについて行われる。実習のなかで経験した場面やことがらを具体的に描写し，そのなかに自分が考えたり，感じたりしたことを加えて実習グループメンバーに自分の言葉で「語る」のである。

　話すことによる「語り」は，あのとき患者やそこに関わった人びとおよび自分との対話であり，今ここにいる語り手としての自分とあのときその経験の主人公としての自分との対話である。また，今ここにいる語り手としての自分と聴き手としてのグループメンバー（同じ実習グループの学生・臨床指導者・教員）との対話である。

　語り手は，その場面や患者の反応（言動・行動），そして自分が考えたこと・感じたことをできるだけ具体的に「語る」ことで，自らの看護実践を追体験し，そこから引き出された教訓を学ぶ場にして欲しい。

第4節　「物語」を聴く看護師

1　「語り」を支える聴き手の姿勢

　患者の「物語」を聴く場合，「聴き手」である看護師は，患者との対話によって新しい物語を創造し，共同で新しい「物語としての自己」を構成していく。患者の「語り」からなにをどのように読み取るかというより，「語り」を支える聴き手の姿勢が重要である。

　患者は聴き手が自分を理解してくれる人だと実感できることで，自由に伸び伸びと話ができる。聴き手の適切な問いかけによって患者の「語り」が引き出される。患者のなかにすでにあるが意識されていなかった世界が，聴き手の問いかけによって意識化され語られるようになる。語ることによって潜在化していた問題が顕在化し，問題が明確化することである。

聴き手は，看護師が患者あるいは家族の語りを聴くときの姿勢について述べる（広瀬［2007］）。

(1) わかるということ

看護師が患者を理解するとき，相手に対して知識を得て「解る」ことや評価や診断をして「判る」ことが必要である。患者の心理を理解しようとするときは，その人をあるがままに受け入れ，その人の心のありように添うことを通して「わかる」という姿勢が重要になる。

(2) 共感的理解

共感的理解とは，患者の内的世界をあたかも自分自身のものであるかのように感じ取りながらも，患者の感情に巻き込まれるのではなく，その患者の心のありように添うことである。共感の原型は，赤ん坊と母親との関係にみることができる。赤ん坊の泣き声やしぐさで，母親は赤ん坊がなにを欲しているのかを理解している。

(3) 無条件の肯定的配慮

看護師は自分の枠組みや価値観，知識等で患者を評価したり，判断したりしがちである。無条件の肯定的配慮とは，自分の枠組み，価値観，知識等で判断せず，患者の行動や言葉には必ず患者なりの意味があるのだという姿勢で，相手のありのままを受け止めようとすることである。それは，「あなたはあなたのままでいい」という姿勢である。

(4) 自己一致

共感的理解や無条件の肯定的配慮が大切だといっても，患者に添えないことや患者を受け入れられないことはある。これは人間である以上当然のことである。このとき，率直に自分の気持ちを認め，表現するのである。患者に対する一見否定的な感情は，患者の抱えている問題やテーマに関連していることが多い。

患者との対話のなかで不思議に思ったり引っかかりを感じたり，とまどいを感じたときに，その感情を相手に正直に伝えることが，患者との関係の改善や，患者が自分の問題に直面して自分のありようを見つめ直す機会になる。

医師や看護師など医療従事者は，患者に自分の価値観を押しつけてしまいがちである。また，患者が語る真実と医師や看護師としての解釈が混同し，患者自身の体験よりも自分がもっている知識を絶対視する姿勢になりやすい。患者が体験した真実が切り捨てられ，自分の学んだ知識のみに頼って判断すると患者のかかえている問題が見えてこなくなる。医師や看護師は，自分が知らないことは多々あると謙虚に受け止め，患者に向き合うことが大切である。

2 個人がもつそれぞれの物語

私が内科病棟で勤務していたころ，糖尿病の教育入院を行っていた。約3週間の教育プログラムがあり，患者の能力や自主性に合わせて進めていた。糖尿病の教育入院の目的は，患者が退院し自宅や職場での生活に戻った後も血糖コントロールが良好に維持できるような食事療法や運動療法などの治療行動が継続的に実施できるようになることである。

しかし，その目標に到達するうえでは，患者の考え方，価値観，自己決定力，今までの生き方，糖尿病に対するイメージなどさまざまな要素が影響する。ある患者は，糖尿病であった自分の母親との関係がよくなかったため，母親と同じ糖尿病であることをなかなか受容できなかった。また，別のある患者は壮年期になっても独身で，職場の仲間と飲みに行くのをなによりの楽しみにしていた。病気になって「私には，子どもも孫もいない。食事療法をしながら人生の楽しみを我慢してまで長生きしたくないよ」と言われたこともある。

つぎは50代の男性の例である。入院当初，表情が乏しい印象であった。注意してみていると，見舞いや電話もほとんどなく，病室でも孤立している感があった。教育入院であるにもかかわらず，医師や看護師の指導や助言をほとんど聞き入れず，スタッフ全員で途方に暮れていた。そこで，カンファレンスを行い，しばらくの間，糖尿病の教育入院に関することより，患者本人の背景を深く知ることに力を注いだ。なかでも家族のことを主に聴いてみよう，と提案した。

すると，妻の両親と同居しているが結婚のさいに同居が条件であったこと，そのために転勤せず出世をあきらめたこと，高校生の二人の娘がいるが，将来

に関する相談はすべて母親にしており自分にはないこと，そして自宅に自分の居場所がないため毎日一人もしくは同僚と飲みに行くなど，家で夕食をとらないことなどがわかった。糖尿病の食事療法が守れない理由に，本人の知識不足や意志の弱さ，家族のなかでの役割などさまざまな理由が隠されていることがわかった。

　この患者は，自分の言葉で看護師に自分の生活を「語る」ことを契機として，家族や職場の話，そして糖尿病に対する疑問や不安などさまざまなことを「語る」行為を繰り返すようになった。そうするうちに私たちスタッフと患者との関係が構築され，患者の表情は日増しに変化していった。

　この患者は「50代の糖尿病患者」であり，看護師の枠組みでは「治療行動が継続できない糖尿病患者」であり，「糖尿病の知識不足」と考えられていたといえよう。

　しかしながら，「一人の男性」としてみれば，父親であり，夫であり，婿であり，そして会社員である。糖尿病の治療を実行したいが，家族のなかでの役割に悩み，その一方で家族に認められたいという思いがあり，治療に集中できないでいた。それを患者自身の言葉で「語る」ことにより，自分自身で問題に気づき変容していった。

　担当するさいは，患者を一人の人間として「わかる」ため，「共感的理解」をするように努めた。つぎに，自分の枠組みや価値観，知識などで判断せず，「無条件の肯定的配慮」に努めた。看護師が「聴き手」として患者の「語り」を支えることにより，患者が自分で自分の問題に対峙し，自分の治療行動を見直す機会にすることができたと考える。

　人にはだれにでも，他人には計り知れない個人としてや，また家族の一員としての歴史がある。患者や家族には，それぞれかけがえのない歴史や物語が存在することを忘れず，患者が語る物語を真摯に傾聴することで，患者の治療に役立つ"新しい物語"を患者自身が創造するのを支えることになるであろう。

（絹田　美千代）

参考文献
野口裕二（2002）『物語としてのケア─ナラティブ・アプローチの世界へ─』医学書院
野口裕二（2007）「ナラティブとは何か」『インターナショナルナーシングレビュー』Vol. 30. No. 1, 16～20頁
川島みどり（2007）『看護を語ることの意味─"ナラティブ"に生きて』看護の科学社
広瀬寛子（2007）「臨床に活かすナラティブ─患者や家族のナラティブから背景を理解する─」『インターナショナルナーシングレビュー』Vol. 30. No. 1, 27～31頁

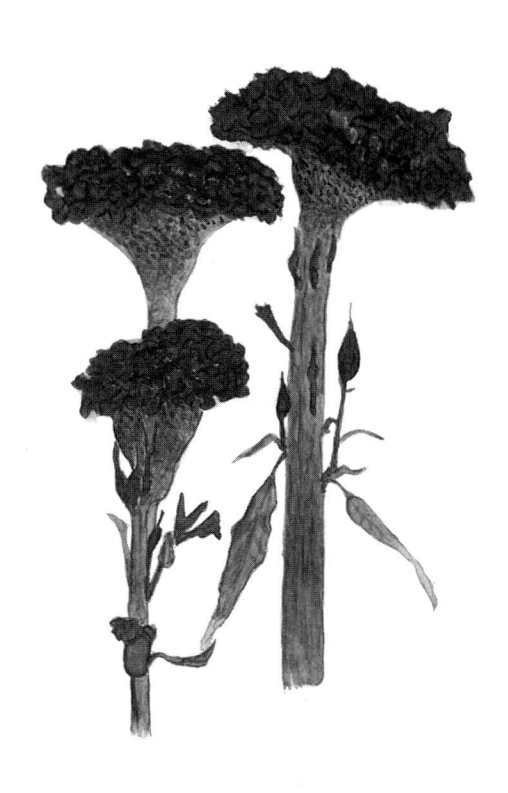

第7章　現場で学ぶ看護観と教育観

第1節　専門職としての看護職

　近年，看護師不足が深刻な社会問題となっている。その対処法としては，専門職として働きがいのある条件を整備し，子育てや介護などでキャリアを中断せずに継続して働き続けられる職場を増やし，生活者としての"ワーク・ライフ・バランス"（work-life balance；仕事と生活の調和）を実現する，などがあげられている。しかし，貴重な人材を確保し，減らさない努力がある一方で，仕事と子育ての両立に悩み，結局，仕事を辞めるケースが少なくない。

1　看護教育の課題

　医療・看護技術の高度化や学習科目の増加にもかかわらず，看護基礎教育の枠組みは基本的には変わっていないといえる。それどころか，看護学生の実習時間が減少するなど，さまざまな制限のあるなかで実習に取り組んでいる。重症者の増した病棟実習では，学生は未経験のため手も足もでないことが増えている。「安心と信頼の医療」を提供する看護職を育成するためには，教育年限の延長を含めた抜本的なカリキュラムの見直しが必要である。

　基礎教育課程では，習得する能力と現場で求められる能力の乖離を解消するための，卒後臨床研修制度の必修化が求められている。卒業時に修得しなければならない看護技術項目は103項目である。しかし，新卒看護師の7割以上が，入職時，自分ひとりでできると認識している技術は，ベッドメイキング，血圧測定など4項目程度といわれる。

　看護基礎教育の場で学んだ知識・技術を，自信をもって職場で実行できないという現状があるなか，今後，彼らをどうサポートしていくかが課題である。臨床研修指導者の養成，臨床研修の評価も付随する課題となる。

2 患者を幸せにする看護

　看護臨床研修制度は「プロフェショナリズム（professionalism：専門的技術，プロ根性）の育成」を目的とし，看護師としての「看護に対する姿勢」を作り上げていくものである。看護師は，看護の領域を計画し，自分でマネジメントできる能力を身につけなければならない。

　看護を検証し，エビデンス（evidence：証拠，根拠）を明らかにすることにより，「看護師」の専門職としての地位は今後いっそう確立されるであろう。それには，前述の看護基礎教育の充実，実習期間の延長，看護師の卒後臨床研修の制度化や専門看護師・認定看護師の養成強化と普及などが必須である。

　人びとは，生命を守り，健康で安寧な暮らしができる社会を求めている。看護職の役割は，人の生から死までの営みにおいて，あらゆる健康レベルの人に対して，社会的・精神的生活も内包した健康な生活を送れるように援助することである。看護職は自身の持てる力を，業務に結集することが求められる。看護教育や実践の場では，どのような健康レベルの人にも，適切で丁寧な看護が提供できる仕組みと人づくりに力を注ぐことが，社会が求めている"安全・安心な暮らし"への期待に応えることになるのではなかろうか。

　看護職は，「人びとを幸せにするためにある」「人の命，思いや感覚の極限に関わる仕事である」ことを誇りに思い，謙虚に誠実に看護の道を歩み続けたい。看護学校を卒業し看護師となり，准看護師・看護師養成の教育に携わってきた年月を振り返ると，「光陰矢のごとし」の感がある。看護学生時代から今にいたる30年間に得た看護観と教育観を通して，専門職である看護職の魅力と課題について述べたい。

第2節　看護に従事するとは

1　看護学校時代

　最初から看護師になりたいと望んでいる者もいれば，人に勧められて看護の道に入る者もいる。これといった進路希望もないまま過ごしていた私は，手に職を持つことを父親に勧められ，看護師になることを選んだ。

学生時代は，すべての学習に新鮮さを覚えた。さまざまな疾患の存在を知り，患者に応じた看護を学ぶ日々であった。医療用語の難しさに悩んだり，人体に針を刺すなど，通常では考えられない行為を含め，看護技術の習得に努めた。

　知識や技術の習得のほかには看護師としての心構えやあり方を学んだ。とくに印象に残ったのは，教官の「看護師は女優であれ」という言葉である。患者は心身のどこかを病んでおり，そうした患者を看護する看護師の対応は，誠実で，常に穏やかでなければならない。そのため，知識の修得，技術の錬磨はもちろんのこと自己の心身の健康に留意し，どのような患者にも親身に接するなど安心感を与える言動の持主であることが望まれる。

　それには，個人としての辛さ，苦しさ，悲しさなどが生じたさいでもそれらを隠して，患者の前では「信頼される看護師」を演じきる力を養う必要がある。演じるだけではなく，患者の辛さ，苦しさ，悲しさなどに共感できる人間性の持ち主でなければならない。この教えは，今でも私の看護の基礎となっている。

2　立場の違いによる学び

(1)　学生としての学び

　看護学生のときには座学では毎日新しい学びに接し，すべてが新鮮で楽しく受け入れられた。3年間の学びは貴重で，国家試験受験前は日々の積み重ねがいかに大事かを思い知らされた。しかし，当時は日々時間に追われ，余裕がなかったといえる。今になって，もっと勉強しておけばよかったと反省しきりである。

　座学は自分の努力でなんとかなるが，実習になるとなかなか難しいものである。それは，相手が人間だからである。そして，学生ということもあり，患者によっては受入れが好意的とはいえないこともあり，落ち込むこともあった。看護の道に進む決心をしたにもかかわらず，他人を看護するということは並大抵のことではなかった。言動一つをとってみても，自分がよかれと思っても相手がどう受け取るかわからないのである。しかし，どんなときも謙虚に「看護

させていただく」という気持ちで実習に臨むと，その思いは相手に伝わるということを学んだ。

実習先で排泄の援助をしたが，最初は衝撃であった。最も他人の世話になりたくないであろう"しも"の世話を看護師はしなければならない。そのときは，実習生の私がなぜするのか，というなんとも言えない思いに駆られた。看護の勉強をし，当然，必要な援助とわかっていても現実的には物悲しい思いをした。しかし，患者にとっては尿が出ること，便が出ること，ガスが出ることがいかに大事なことであり，嬉しいことであるかを知ると，そうした思いは薄らいでいった。そして，看護師になるための意欲を駆り立ててくれるのは患者であることを実感した。

学生は，自分の受持ちの患者に対し，実習時間に，その患者の看護に全力を注げるという利点がある。そばにいてケアをすると，よい人間関係を確立しやすい。そのようななかで感謝の言葉をかけられると嬉しく感じ，そのうえ患者の家族にお礼を言われると，役に立つことができた，という充実感を覚えたものだ。

患者から教わることはたくさんある。看護は一様ではなく，個々の患者に合わせた関わりが必要である。看護師は幅広い知識・技術を習得し，どのような患者にも対処しならなければならないのである。

(2) 看護師としての学び

看護師は，患者を把握するのにカルテを見て，現病歴，既往歴，家族の背景などの情報を収集する。しかしそれだけでなく，患者のそばで直接，患者を観察したり，会話から得た情報が最も貴重なのである。記録は一部の情報であり，タイムリーな情報は患者自身にあるのである。新人看護師のときは，積極的に患者と接することを心がけたい。

看護師として働いていくなか，行き詰まりを感じるときがあるであろう。看護師は，バーンアウト（burnout：燃え尽き症候群）に陥りやすい職業の上位を占める。患者の看護や夜勤で疲れていても，「よりよい看護」を学ぶため研修会等へ足を運ぶ看護師は少なくない。私見ではあるが，看護師は元来まじめで

勉強家，勝ち気な部分も持ち合わせているといえる。看護ケアの結果が思うようにいかないときには，それを放置せず探究する姿勢がある。またそれで悩みもする。無力感におそわれ逃げ出したい気持ちにもなる。私の場合，職場で，患者のケアをすることは簡単ではないとあらためて気づいたことにより，自分の役割，存在意義を問い直し，理解することにより，行き詰まりを打開し乗り越えてきた。心がすさむことなく，看護に前向きに取り組めるよう自ら道を切り開く努力をしていくことが必要であろう。

自分自身が心豊かで充実していなければ，他人に対して優しく，親身に関わることなどできないのではなかろうか。看護師は，感性を研ぎ澄ませて，アンテナを高くし，患者の変化等を常に先に察知することがなにより求められる。

(3) 看護教員としての学び

看護・准看護学校の教官として勤務したときには，教育の重要性を再認識するとともに難しさを感じた。「看護」を教えるということは，知識や技術はもちろんのこと，「人間理解」が不可欠である。人間を理解するとはおこがましいが，それは実に奥深いものであり，教えられて学ぶだけでなく，自分の経験により理解していくものとなる。

教育現場においては，伝えたい内容のすべてが伝わるわけではない。また，すべての学生に教育の内容や意図が伝わるかどうかは疑問である。教育技法を磨かなければ，と反省することもあった。知識は覚えれば試験対策にはなる。しかし，技術に関しては基礎技術であっても，患者の状況によっては応用的な技術が求められ，そこに安全・安楽は必然的に付随していなければならない。暗記したから"できる"というものではない。

そして，なにより知識や技術を発揮するうえで，患者を少しでも理解し，その患者にとってなにが問題であり，どのように対処すべきか，どうすればよりよい人間関係を築くことができるかを考えていかなければならない。これらのことがらは教科書だけでは，理解させることはできない。自分の経験はもとより，患者中心の態度を強調し，看護に決まりきった看護はない，ということを考えさせなければならない。看護のしかたは患者個々人によって違う。患者一

人ひとりに応じた独自の看護ケアが必要であり，そのため全般的に看護の基礎を学習することが大切なのである。

また，ほとんどの学生にとって，はじめて身近に接する看護師は教官であろう。看護師の経験者が教育にあたるさいは，学生の最も身近な看護師のモデルとなることを肝に銘じたい。それはモデルとして完璧であれということではない。教官であっても，人間臭さを学生に出してもよい。看護する相手は人間だからである。よく，人は教えられたように教える，といわれる。そうであっても，まったく同じというわけではない。教え方には少なからず，教官の人間性がにじみ出てくるといえよう。看護に対する熱い思い，真摯な態度，それらが伝わればよいのではないだろうか。学生は，学内外でいろいろな人たちから育てられるのである。とくに，実習において患者から教わることは貴重な学びとなる。教官も学生から学ぶことがある。「教育」とは「共育」ではなかろうか。

今日，看護基礎教育の見直しが行われている。それは，卒後の看護臨床研修に通じるところでもある。現在，学生は非常に厳しい環境で実習を行っている。学校と実習生は安全・安楽な看護を提供することが前提の同意書を交わすが，そこには医療安全関連，個人情報関連等が複雑に絡み合っている。一人の患者を受け持ち，その患者の看護過程を展開して深く関わっていくという現在の実習体系では，卒後のリアリティショックはなかなかぬぐい去れない。看護技術も卒業時"一人でできる"と自信をもって答えられる技術は数項目のみである。新卒の離職防止のためにも，研修制度は必要ではなかろうか。基礎教育自体を考えると，3年間の修業では時間が不十分という声があがっている。また，進路をみていくと，看護科学を学びたい学習者は大学に進学する傾向にある。専門学校の4年制化は今後検討されていくであろう。

(4) 看護師長としての学び

看護師長として勤務したが，管理者の立場で看護に取り組むことに充実を覚えた。職位には，患者管理，施設管理，物品管理，そして勤務職員の管理などいろいろな責任がともなうが，自分の看護観を提示できる立場となり，それにともなった看護を提供できる喜びを感じたからである。病棟全体でよりよい看

護を提供できるように協力し合い，「いい病棟だね」と言われるようにがんばろうとモチベーションを上げた。

　ときには，患者の家族から苦言を呈されたこともあったが，それにより自分たちの改善すべき点が明確になったので，有益であった。

　師長としての一日の始まりは，毎朝最初に行う患者のベッドサイドへのラウンド（巡回）である。私の最も楽しく，好きな時間であった。一人ひとりの顔色を見て言葉を交わし状態を知る。顔を見ておかないと，申し送りを聞いても状況がわからないということもある。ときには，患者の状態は申し送りと違っていることがないわけではない。患者を把握するには，ベッドサイドに向かうことが重要である。

　勤務職員の管理の一つに退職希望者への対処がある。理由は，進路変更，人間関係によるトラブル，結婚や妊娠などである。退職にいたらなくてもローテーションへの希望などさまざまなことに対処しなければならない。これらは，だれしも一回はぶつかる壁といえる。看護師は，一人ひとりが貴重な戦力であるため，簡単に申入れを聞き入れるというわけにはいかない。相談を受けたときには話を聴くことを心がけた。こちらが余裕をもって話を聴くと，相談者の看護師の考えが整理されるのか，一時的な迷いであったとして"退職願"を取り下げることもよくあった。また，ローテーションしたことによりマンネリから脱却し，再び意欲的に取り組むようになった看護師もいる。勤務職員を無駄に辞めさせることなく，将来を見据え適切にアドバイスするのは看護師長の役割である。

　人間関係の問題はどのような職場でも起こりうる。人間社会で生きていくうえでは当然のことであろう。いろいろな人との出会いは自己の成長につながり，看護に活かすことができる。看護師もときに感情的になることがある。しかし，それをコントロールしなければならない。看護師は相手の気持ちを察することができてこそ，看護ができるのである。

3　症例別看護

　ここでは病棟別に症例を紹介する。

(1) 整形外科病棟

最初に配属されたのは整形外科病棟である。新人看護師にとって1年目は，疾患，病態や治療の学習，看護などと一所懸命に取り組む時期といえる。

バイク転倒による脛骨骨折患者

患者は手術後病室に移った。その日，私は先輩看護師とともに深夜勤務についていた。夜間の巡視を定期的に実施したが，患者の状況はとくに変わった様子もなく，入眠中であった。

しかし，起床時間になり創の状態を観察したとき，愕然とした。その患者の足は，まるで象の足のように腫れ上がり，ギプスシャーレの底には血液がたまっていた。すぐに主治医を呼び，再び手術室へと向かった。かなりの腫れであったため，減張切開を行ったが創状態は芳しくなかった。症状が悪化したのは，その患者が血友病だったことが起因していた。

この症例により，患者の病態把握の難しさを痛感するとともに，検査の重要性および観察の重要性を思い知らされた。整形外科の特性上，傷害部位のみに目を奪われがちだが，検査結果も含め，全身を観察し，把握することが大切であることを学んだ。

筋萎縮性側索硬化症の患者

この出会いでは，健康のありがたさ，徐々に死期に近づく患者の心理などについて学んだ。筋萎縮性側索硬化症であった患者は明朗で気さくであり，新米の看護師でも恐れることなく関わることができた。逆にその患者から勇気づけられたこともあったほどである。

しかし，日が経つにつれ筋力が衰え，徐々に歩けなくなり車椅子での生活を余儀なくされた。つぎに呂律が回らなくなった。食事は最初は自分で摂っていたが，自助具が必要になり，ついで摂食介助，そして，ついには嚥下できなくなった。やがて，呼吸筋が麻痺し，しばらくして亡くなった。勤務してから，はじめて患者の死に直面したことであった。

患者は，最後まで温厚で，周囲に対し笑顔を見せていた。それは，「いのちの尊さ」「死の受容」について学んだ尊い経験として忘れることはない。病状

が進む過程を間近で観察し看護するなか，残存機能を可能なかぎり活かし生き抜いていく，という人間の力強さを教えられた。

脊髄損傷患者

　脊髄損傷患者からは，機能訓練の意義，本人の快復への意欲の重要性，人間の計り知れない治癒力などを学んだ。二人の対照的な患者を紹介する。

　一人は屋根の雪下ろし中に落下し，腰髄を損傷し下半身麻痺となった。日々の機能訓練により車椅子への移乗ができるまでになったが，そこにいたるまでは，訓練が辛い，と言って意欲的な取組みとはいえなかった。機能訓練について医師や看護師，理学療法士が説得しても，自分の足で歩くという目標を持つことはなく，車椅子で生活できればよいと言って，それを自分の最終目標に設定していた。年老いた妻と二人暮らしだから病院にいつまでもいられない，という思いと，車椅子生活でゆっくり過ごしたい，との思いからであった。

　自分の足で歩けば便利がよく，行動範囲も広くなるなどの利点を説明した。しかし，患者にとってよいと思う治療や訓練であっても医療従事者側の一方的な考え方による場合もある。患者が望んでいるかどうかは別なのである。患者の事情はさまざまであり，患者がなにを望んでいるかは人によって異なる。家族など関係者の意向が無視できないこともある。

　役立つ情報の提供は無論だが，それを押しつけることなく，患者はどう考えているのかなど患者主体の視点を忘れてはならない。患者とともに目標を見極めるよう努力したい。この経験からは，患者参加型の看護計画，インフォームドコンセントの最初の学びを得た。

　もう一人の脊髄損傷患者は，同じく下半身麻痺だが，20代前半であり，なんとしても自分の足で歩きたいという願望があり，機能訓練に一生懸命努力していた。若くまた独身だったことで，夢や希望があり，現実的な目標があった。それが，患者の意欲をかきたてていた。その結果，車椅子への移乗が可能となり，つぎに杖を使用することにより，院内を自分で歩くことができるようになった。退院後は，車の運転をするなど積極的に生活している。

　患者の背景はさまざまであり個別性を考えると，「患者を理解する・した」

などとは簡単には言えない。したがって，看護師は患者を理解する努力を放棄してはならないのである。

(2) 外科病棟

がん患者の終末期看護

　疼痛コントロールが難しい患者に対し，どのようにして関わればよいのかわからなくなることがある。苦しんでいる患者に，なにもできない自分への自己嫌悪でときには看護の現場から逃げ出したい気持ちになるほどと言ってよい。

　しかし，看護師の存在意義は，患者がいて確立されるものである。どのような場面であっても，そこから逃げ出さず，患者の側に立って環境を整え，患者のバイタル測定やそのさいの変化を見逃さず，対応していかなければならない。どのような形であれ，関わること，関わり続けることに看護の意味がある。

　がんという疾患には「死」に直結しているというイメージがあり，一般的にも負の印象をもちがちである。がん患者を担当すると，看護師でさえ気が重くなり，患者に対しても負の感情を抱いてしまいがちである。そうではなく，看護師は患者の残された機能や生活に目を向けなければならない。そうすることにより，前向きに患者と関わることができる。

　そうした取組みこそが，看護師である自己の成長につながり，患者にとってのよい看護に結びつく。

　外科病棟では家族との関わりが多かった。がん告知の段階で本人とともに，家族の闘病がはじまるといっても過言ではない。家族は，食欲のない患者に好物を持参することが多い。食べやすいように細かく切ったりすり下ろしたり，残してもいいように一口ずつの小分けにしたりと，食事の介助だけでもありとあらゆる工夫を凝らしていた。第5章を参照されたい。

　ほかにも，効果があると聞いた健康食品等を持ち込み，患者の口に運ぶ姿がみられた。患者は，容態が悪くなるにつれ，食欲がなくなり，食べ物がのどを通らなくなり，ついには禁食になる。すると，家族はなす術がなくなり，力を落とすしかなくなる。

　症状が進み，痛みなど苦悶で身体の置き所がない状態では，身体をさするこ

とさえはばかれる。患者も苦しいが家族も苦しんでいる、という姿を目の当たりにすることになる。患者の家族に声をかけ、その辛さ、苦しさを少しでも吐露してもらう。患者はもちろんだが、家族の心の苦しさや悲しみを聴く姿勢で看護に取り組みたい。患者だけでなく、家族の"看護"も重要である。

ストマ造設患者

外科を受診する患者のなかには、ボディーイメージの変化をともなう場合がある。ストマ造設患者にも数例関わったが、ストマを受け入れるのは容易ではない。腹壁に腸粘膜が露出する人工肛門、不随意に排泄される便を処置するさいの、臭いや手間のかかるパウチ交換等を考えると、患者自身、簡単に受け入れられるはずもない。

しかし、いつまでも他人にパウチ交換をしてもらうわけにもいかず、自分でストマを受け入れ、処置していかなければならないのである。洗腸方法などの要領、入浴時のケアなど、処置だけでなく心のケアが重要である。

乳がん患者

乳がん患者は、手術をすれば女性のシンボルともいえる乳房が削ぎ落とされるという悲しみや辛さがともなう。その喪失感はいかばかりであろうか。心身ともにダメージを受ける患者に対し、軽々しい言動をしてはならないのはすべての患者に共通するとはいえ、格別な配慮が必要である。

腋窩リンパ節の廓清（すべてに該当しない）もあり、術後のリハビリテーションは疼痛や浮腫をまぬがれないことがある。削げ落ちた自分の胸を見て、涙を流しながらリハビリに取り組む姿を見るたびに、胸がつまった。胸の補正のための下着を選ぶのは女性らしくありたいという気持ちである。温泉など公共の風呂には入りたくないなど、裸体になることに複雑な心境がつきまとうのも乳がん患者ならではの悩みとなる。

医療従事者は患者の残された機能に目を向け、役立つ情報を提供しながら支援していくことが求められる。

(3) 外来診療棟

「外来は病院の顔」という人がいる。ここでは、患者との関わりが短時間の

ことが多く，そのときの受診が最初で最後という患者が少なくない。外来の印象が病院全体の印象となりがちなのは当然であろう。

外来患者は，体に不調を覚えて来院する。症状に関わらず患者は，早く診てもらって楽になりたい，という気持ちがある。医療従事者は，明確に状態を把握し，それに合った臨機応変の対応が求められる。待ち時間が長いことによる苦痛を理解し，ときには，一声かけるなどの配慮が必要である。

また，短時間の診察では，医師が病状を説明しても，患者の理解が不十分なことがある。それをサポートするのは看護師である。わかりやすい言葉を使って説明し，医師と患者の中継ぎをする。医師や看護師の言動は病院の印象を左右する。患者に対応するさいは言動の重さを認識すべきである。

継続看護においても，外来の役割は大きい。継続的に患者の病状を診ていくうえで，外来患者との信頼関係が前提となる。内服にしろ，日常生活のコントロールにせよ，"お互いを信じる"という暗黙の了解がなければ，有効な治療には結びつかないのである。外来という短時間の診療のなかで，患者にどう関わるかを真剣に考えたい。患者に関心をもち，誠実に関わってこそ信頼関係は築かれる。

多忙にかまけて，業務を"処理する"感覚に陥ってしまうのを恐れる。看護師も生活者であって，気持ちに余裕がもてないときもある。そのまま仕事に入ると，周りがよく見えず，患者の変化等に気づかずに見過ごしてしまうことになる。短時間の関わりであるからこそ，感性を鋭くし，アンテナを張り患者の状況を把握しなければならない。

患者は，医療従事者の言動をよく見ている。気を引き締めて外来の現場に立ちたい。

(4) 内科病棟

内科病棟においては，安静療法，運動療法など活動に関する治療，内服や点滴など薬剤による治療，食事コントロールなどの治療がある。

生活習慣病に代表される日常の生活習慣を変えていくことが求められる疾患が多い。個々の生活習慣は長年培ってきたものであり，突然の変更はだれに

とっても難しい。患者に行動変容を求めるのであれば，看護師と患者の間に信頼関係が築かれなければならない。その患者の背景を把握し，患者が受け入れやすいような指導内容を工夫すべきである。医療従事者にとっては一般的な指導でも，それを一方的に行うならば，患者にとって受け入れ難いことがある。患者が少しでも変容できるよう支援する取組みが必要となる。

　内科入院の患者は外見的には異常がみられなくとも，安静第一で様子をみたり，検査結果が高値のため入院生活を余儀なくされたりすることがある。そのような状況は，周りの理解が得られにくいことが多く，このまま入院していてよいのだろうかと悩む患者がいる。とくに早期の職場復帰を願う患者は，自分の気持ちと身体の状態のアンバランスにストレスを感じやすい。

　医療従事者の役割は，患者の治療・看護だけではなく，家族や職場との調整も求められる。職場に対しては，運動や激務ができないこと，勤務時間のこと，あるいは食事に関連した注意事項，自己注射等の処置に関する配慮等の協力を依頼することがある。

　慢性疾患患者は，とくに家族の支えがあってこそ治療が良好に継続される。食事管理は大いに関連する。内服や注射の管理は家族の目でも確認できるが，飲み忘れやし忘れは事故につながる。患者をとりまく人びととの関わりが患者に多大な影響を及ぼすこともありうると認識しなければならない。

第3節　学校教育に携わる

　私には，准看護学校と看護学校で勤務した経験がある。看護師として働いているあいだは，教育の現場に自分が立つことになるとは，まったく考えていなかった。看護の現場で働くうちに自分なりの看護観をもち，教育の現場では看護学の研究や後輩を養成していくことの楽しさと大切さを感じるようになった。

1　准看護学校で働く

　看護師として勤務するなか，看護教員養成課程に進むチャンスに巡り会えた。私の場合は，6ヵ月コースで，まだ教育実習がない時代のことである。看

護教員養成課程で学んださいは，ほとんどが教員としてベテランの方ばかりと机を並べた。課程修了後，看護師として働いたが，その1年後，准看護学校に配属となった。

准看護学校では，2年という短い期間で知事試験に合格させるための，看護の知識や技術を習得させなければならない。准看護師は，医師・歯科医師・看護師の指示のもとで看護に従事するため，つぎのことを徹底して教育した。

① 患者を観察したときの情報をありのままに報告すること。
② 准看護師には判断を求められないため，患者に対し「あれ」「違うな」「変だな」など異状を感じた場合は即時に正確に報告すること。

患者にとっては，白衣を着ていれば准看護師も看護師も見分けがつかない。職位や肩書きに関わらず，差異のない看護の提供を望んでいる。そう考えれば，准看護師教育のレベルをアップしていくことが課題である。

2 看護学校で働く

看護学校においては，看護学生の実習状況の厳しさを実感した。それらは，実習依頼場所の減少，同意書による受持ち患者の決定，個人情報関連の制約，医療安全管理上の制限などである。看護師教育は職業教育であり，実習の意味するところが大きい。一人の患者を受け持ち，じっくりと問題点を抽出して，看護を計画し実践していく。これは，学生時代ならではの貴重な時間である。

卒業とともに看護師として働きはじめると，一気に病棟全体の患者と関わることになる。当然，"リアリティショック"がある。実習体系の見直しを検討せざるをえないのではないかと思う一方，現実は難しく，現任教育として看護師自らが学ばざるをえない状況がある。そのような現状を踏まえ，現在，看護基礎教育の見直しが唱えられており，新卒の看護臨床研修制度が必須となるのも時間の問題と思われる。

看護師の職場は，「3K」（きつい・きたない・くらい）などといわれ否定的なとらえ方がある。しかし，看護職は人を看護するという価値のある仕事である。看護師になりたいという人が減りはしないか，とときどき危惧することがある。そのたびに，「そんなことはない」と首を振る。教育者としての体験か

ら，看護の意味や，看護師の役割をきちんと伝えていかなければならないと思っている。

第4節　看護観と教育観

　看護師となった道程を振り返り，病棟等の勤務から学んだこと，役職に就いて学んだことなどを整理した。歳月とともにさまざまな学びを得て今日にいたっている。これまでの経験から徐々に培われた看護観をまとめてみたい。

1　看　護　観

　「看護」そのものを考えると，具合が悪いとき，母親から受けた看病を思い浮かべる人は多いのではないだろうか。「看」という字には，「注意して見る。手をかざして見る。見守る」という意味がある。おなかが痛かったり，頭が痛かったりすると自然と手がその部位にいく。手には不思議な力があると思う。温もりが手伝っているのか，おなかをさすられると楽になり，背中を優しく叩かれると妙に落ち着いた経験はだれしもあるのではないだろうか。

　看護はその対象者を，手で触れ，目で見て，大切に守る。そこに科学的なエビデンスをもって，看護を職業としているのが"看護師"である。母の愛のように，早くよくなって欲しい，楽になって欲しい，という気持ちは持ち得たいものとなる。

　看護師を職業としてみると，その取組みは容易とはいえないであろう。いろいろな疾患や症状があり，看護するさいも，全面的に援助が必要な場合，部分的に支援が必要な場合，患者自身がセルフケアで対処する場合など多種多様である。看護とは，看護する側が相手にすべて"与える"ものではない。人には本来，自己治癒力が備わっているからである。

　看護師は，患者の状態により，足りない部分を援助していく。その援助のなかで，前述したように患者自身の行動変容が必要なことはよくある。生活習慣を変えるのは，簡単とはいえない。医療者側は情報提供の観点から，「〇〇のような生活習慣に変えた方がいい」などと具体的に伝えたい。

　しかし，患者個々人の症状の把握に努め，どのように伝えれば受け入れられ

るかということを考えなければ、生きた指導にはならないのである。個人の生活スタイルに取り入れやすいように、患者ごとに具体的に応用していく。ときには経過を追って徐々に変容できるように関わっていく。治って欲しい、という真摯で誠実な態度が患者に変容を促すことに資する。医療者と患者のあいだには、どのようなときにも信頼関係が求められるのである。

　看護師という仕事には、常に新しい情報を取り入れなければならない。そのため研修会などには積極的に参加したい。自分の時間を割くことになるが、学んだことを仕事に生かすことで、よりよい看護実践につながる。向学心をもってチャレンジすることは、看護師自身のメンタルコントロール（mental control：精神面での管理）に影響する。他人のケアをする看護師の心が乱れていて、安全で安楽な看護ができるであろうか。患者に安心や安らぎを与えることはできるであろうか。余裕をもって、優しく親切に他人の面倒をみるには、自己の充足のありようが少なからず影響している。ましてや患者である。

　メンタルコントロールするためには、自分に合ったコントロール方法を見つけ、常日ごろ、心豊かにしておくことが必要であろう。経験からも言えるが、看護師は、よい看護師であろうとするあまり、患者が理不尽な態度を取ったとしても、自分の感情を押し殺してしまう傾向にある。ときには、自分の感情を率直に伝えることが必要ではなかろうか。それは、喜怒哀楽を感情のおもむくままに表現することではない。

　冷静に、「そのように受け止められたとしたら、とても残念です」「誤解が生じたことを悲しく思います」などと表現することで、相互に交流できる場合がある。これは、看護を充実させるという目標があってのことだが、看護師は人間としての感情を大事にしてよいのではなかろうか。私たちは、ときには涙を流すこともある職場で働いている。

　涙には「再生力」があるという話を聞いたことがある。この涙の力は患者にとっても同じである。痛みや辛さにただただ歯をくいしばって耐えたり、心配をかけまいとして無理に強がったりすることばかりに力を注いで疲れ切ってしまうより、涙を流し、すっきりした気分となってまた病いに立ち向かう力にし

ていくほうがいいのである。涙を流すことにより無駄な力が抜け，気分が楽になることがある。たいていの人はそのような経験があるであろう。泣き終えたとき，妙にすっきりするのである。看護師はメンタルコントロールをしながら，患者の心身の状況を察知し，よりよい看護を提供できるように努力していかなければならない。

　看護や教育の現場でいろいろな人と出会い，多くのことを教わり学ぶことができた。今日の自分を形作っているのは，それらの出会いがあってのことであり，そうした出会いを生かそうと心がけてきたといえる。

2　教育観

　看護学校では，授業でさまざまなことを学んだが，とくに興味をひかれたのは，教官から，実際の患者との関わりの話を聞くことであった。体験談を聞くことにより，自分のまだ知らない世界を教えられ，自分も経験したような気分になった。病院での失敗談や看護する楽しさ，難しさ，また実際の症例の話，患者の反応などをじかに聞くことで仕事への期待がふくらんだ。

　実習では多くの患者と出会った。小学校低学年の女子は白血病だった。受持ちではなかったが，実習中，はじめて死に直面したことであり，今でも忘れられない。その死にショックと悲しさを感じつつ，人の命の尊さを教えていただいた。

　看護師になってからの患者との関わりのなかで，患者はだれでもみな「自分のことを見て欲しい」「関心をもって欲しい」と思っていると，身をもって感じた。入院には，環境の変化，家庭にはない制限や検査等，苦痛や不安が少なからずともなう。一人ひとりの患者に目をかけ，手をかけ，声をかけ，関心をもって臨まなければならない。関心をもって接すればコミュニケーションがとれ，必要な情報も入手できる。その結果はよい看護の提供となる。

　看護学校での学習機会は，現場から離れ，看護を見つめ直すよい機会であった。教育しているつもりが，教えられ，育てられていたことに気づかされた。振返りは今後も行い，その都度，軌道修正しつつ前に進んでいきたい。

　私が看護師として長年勤務できたのは，たくさんの方々の支えがあったから

だといえる。看護の道に導いてくれた両親に感謝するとともに，不規則な仕事を理解し，育児や家事の協力を文句も言わずにしてくれた夫にも感謝したい。結婚して出産したが，育児と仕事の両立をするためには，安心して子どもを預ける人や場所があることが前提になる。

　保育園の世話になったが，看護師には夜勤があり，それだけではカバーできないことがある。子どもの具合が悪いときに保育園に迎えに行くなど，親に代わって面倒を見る"二次保育"があるのを知り，知人に紹介してもらった。私が生みの母なら，二次保育の方は育ての母といえる。子どものしつけや食事まで世話になり，休日には遊びにも連れて行ってもらうなどした。成長した二人の子どもはもちろん，家族同士の交流は今でも続いている。本当に感謝してもしきれない。

　子どもの存在は母親にとって貴重だが，働く母親にとっては葛藤の対象ともなる。自分の子どもを他人に預けて働いていいのだろうか，と悩むことも数多くあった。子どもが具合の悪いときでも出勤し，学校行事もほとんど行けず，「お帰りなさい」と家で迎えることもできず，子どもが不憫で泣いたこともある。子どもたちには寂しい思いをさせたかもしれないと思う。

　しかし，一所懸命働いている母親を子どもながら理解し，納得してくれることをひそかに期待している自分がいる。家にずっといるからといって，よい母親になれたとも思わない。私自身，やはり周りに支えられ，育てていただいているのである。今は，子どもと話し，一緒に出かけたり食事をしたりという他愛もないことがとても幸せである。子どもたちにも感謝している。

　また，職場においてもたくさんの人たちに助けられた。仕事を続けられるということは周りの支えがあってのことだと振り返ってあらためて感じている。

　　　　　　　　　　　　　　　　　　　　　　　　　　　（平野良子）

参考文献

日本看護協会（2006）『病院における看護職員需給調査』
日本看護協会（2006）『潜在ならびに定年退職看護職員の就業に関する意向調査』
日本看護協会（2004）『新卒看護職員の早期離職等実態調査』

148　第2部　看護実践と魅力行動学

古閑博美編（2008）『魅力行動学®ビジネス講座マナー，コミュニケーション，キャリア』学文社

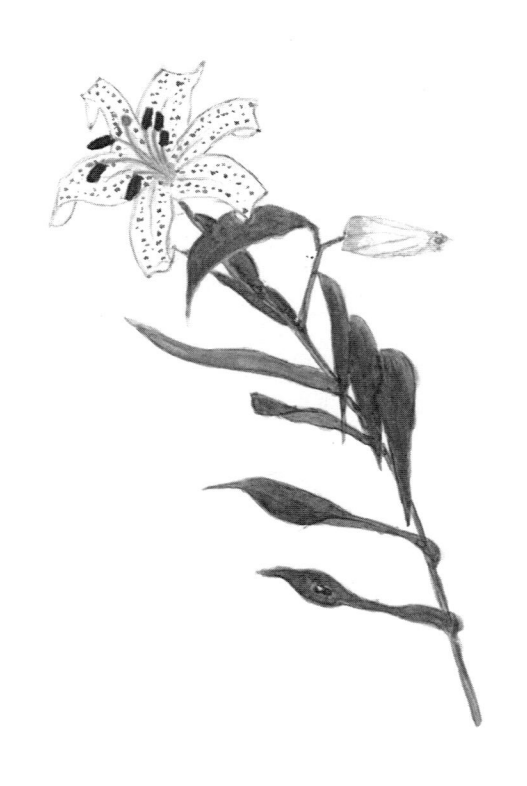

第8章 〈いやしの振る舞い学〉を工夫する
―ケアを創るための身体論―

第1節 同じ「いやし手」として

　私は治療院を開き，そこでもっぱら鍼灸の施術をしている鍼灸師である。在宅療養者を往療する場合は，鍼灸治療のみならず，按摩・指圧・マッサージ師の資格も取得しているので手技療法を行い，運動機能の回復を図るリハビリテーションの手伝いをすることもある。したがって，訪問看護師と接する機会がある在宅療養の現場での仕事ぶりは，看護師になろうとする人にとって直接的な参考になるところもあるかもしれない。

　自力での歩行がまったく不能で，1日の大半をベッドで過ごす99歳の女性を，往療しはじめたときのことである。訪問看護師から下肢の自動運動の力がまだ残存するので，その維持のための機能訓練と，時間に余裕があれば，庭の梅の花を見せてあげて欲しいとの伝達があった。それに応じて，まず下肢の自動運動を促してみると，わずかではあるが動きのあることがわかった。

　この女性が住むアパートの部屋は1階にあったが，庭に出るには5～6段ほどの階段を降りなければならない。天気に恵まれた日を選び，階下まで女性を抱いて降り，車椅子に移乗した後，まさに赤い花が盛りの梅の木の下まで連れ出した。女性は進んだ認知症にあったが，満面に笑みがこぼれ，喜びをあらわにしていた。こうして患者との信頼関係を築くことは本来の仕事である手技療法の施術を円滑に進めるためにも意味のあることである。

　また，体幹と四肢の自動運動がまったくできない患者に合うように工夫したマッサージを，毎日受けられるようにと，患者から請われて，訪問看護師に手ほどきしたことなどもある。

　こうして訪問看護師と往療する鍼灸・マッサージ師が連携して患者のケアに

あたることはある。しかし，私は看護の実際については，あくまで門外漢である。その私が看護に関する本に文章を書くのであれば，一般的な類書とは少し趣きを違え，いわゆる看護という枠をはずしたところから看護をあらためてとらえ直すような内容になるであろう。

1 いやしとは

最近，「いやし」という言葉は社会にもあふれ，手軽なものから本質的なものまで広範な使われ方がされている。

(1) 「いやし」の生まれる場

私の鍼灸治療の師，横田観風(よこたかんぷう)は「鍼灸による日本的ないやしの道」を提唱している。日本には茶道，書道，武道，華道，芸道，医道のように，何らかの具体的な技芸を身につけるプロセスを通して技芸の巧拙を超えた精神的な深まりや豊かさを拓(ひら)こうとする伝統があるのは，よく知られている。鍼治療の世界でも「鍼道」ということが古くからいわれてきた。

それにもかかわらず横田が「鍼道」といわないで，あえて「いやしの道」と称するのは，単に鍼灸による「治療」にとどまらず，もっと広い立場から病いにある人が，安らかさを得ることを考えているからである。臨床の現場における営みは，治療そのものを意味するキュア（cure）と疾患や障害を持つ人の看護や介護全般を意味するケア（care）とがある。「いやし」は両者の意味を兼ねながら，それを越えた広がりのある内容を含んでいる。

病いにある人が安らかな状態へとうつる，つまり，いやされていく過程は，治療する者がたとえば鍼灸という道具を使って病いにある人へ一方向的にはたらきかけることだけではない。いやしの起こるところでは病む人のみが変化するだけではなく，いやそうとする側にも変化が起こるような人と人との交感がある。

(2) 奇跡的な回復の要因

アメリカの代替医学，自然医学の権威，アンドルー・ワイルは，同僚の看護師から聞いた話として次のようなエピソードを紹介している。その看護師は，回復の見込みがほとんどない自転車やオートバイ等のいわゆる交通事故で頭に

重症を負った子どもたちをたくさん見てきており，そのなかに奇跡的な回復をした12人の例を目撃したと言う。

　彼女（看護師）によれば，回復した12人は全部メキシコ系の子どもたちで，白人の子どもが回復した例は一件もないということでした。その違いは，メキシコ系の場合は必ず，大ぜいの家族がベッドを取り囲み，子どもに話しかけ，神に祈るというふうに，常に肯定的な言葉による刺激を与え続けていたのに対して，白人の子どもはいつも一人きりでベッドに横たわっていたということでした。昏睡状態の患者にも話しかけ，無意識のこころに刺激を与えたことが，医学的にはあり得ないような治癒反応を呼び起こしたのです（アンドルー・ワイル［1996］）。

(3)　綿密なケアがもたらすもの

　私にも次のような経験がある。進行したパーキンソン病を患って，在宅で療養している80歳の女性の往療をしていた。ここ何年も言葉も話せず，自力では立てないのでベッドに横たわっているか，車椅子に座っているかの生活を送っており，食事も介助が必要だった。80代半ばの夫がつきっきりで世話をすると同時に，その女性を担当していたヘルパーは，自分の母親に接するかのように生活の質を高めるために綿密な配慮をしていた。

　患者にはパーキンソン病特有の関節の拘縮があり，私の仕事は，その徒手矯正である。関節の拘縮をほぐすには，まず全身のリラクゼーションを促すことが重要である。言葉でのコミュニケーションがとれないときは，表情やからだの反応に敏感になりながら，健常者のストレッチのように無理のない範囲で多少負荷のかかるまで関節を動かして可動域を広げることを試みる。

　ある日訪問すると，その女性が突然，はっきりと意味のわかる言葉をたて続けに話したと，夫とヘルパーが興奮気味に言うのである。私はそういうこともあろうかと思いながら，施術をはじめた。すると，右肩関節の可動域を徐々に広げ，抵抗を感じた瞬間，顔がやや歪み視線がこちらを向いて，「痛い！」といったのである。施術の手をゆるめ，すかさず名前を呼んだが，穏やかな表情に戻って沈黙したままである。

　私はすぐに隣室のヘルパーに「聴こえましたか」と尋ねると，「聴こえた，

痛いって」との返事だった。壁を隔てた隣室まで届くはっきりした声であった。私たちはすぐにベッドに戻って声をかけたが，それを最後に二度と声を発することはなかった。たった1日のごく限られた時間におきた，誰もが想像しなかった出来事で，夫は何年ぶりかで妻の肉声を聞くことができたのである。これは，夫やヘルパーの行き届いたケアが積み重なった結果によって起こったのは，たぶん間違いないだろう。

　今や核家族化が進み，同居する家族が仕事を持っている場合，在宅療養する高齢者が多くの時間をひとりで過ごすのは珍しいことではない。私は，在宅療養の現場では，医師やケアマネジャーをはじめ，訪問看護師，ヘルパーそして鍼灸・マッサージ師が，ワイルが紹介したメキシコ系の子どもたちに奇跡的な治癒力もたらした家族に類するような役割を，いくらかでも担えるのではないかとひそかに願っている。

(4) 病める人によって生かされる

　さて，「いやしの道」では，医の世界からまったく離れた次元で「いやし」を実現することも問われてきる。そこでは，鍼灸師という枠がとり外されたひとりの「いやし手」がいるのみである。いや，「いやし手」とわざわざことわるまでもなく，ただ「いやし」そのものがそこに生じる，と言った方が適当かもしれない。

　私の母が胃がんの手術のために入院したとき，心配性の母が少しでも気持ちを落ち着けられるようにと，書道に堪能な横田観風から「延命十句観音経」という短い経文を書いた色紙が贈られた。読みやすいように楷書で書かれ，振り仮名も付けられており，母はそれを枕元において朝に夕にその文言を唱えていた。母は横田の治療を受けたこともなく，面識もないが，「いやし」は確かに起こっていたのである。

　看護の仕事も，病いにある人がより安らかなからだとこころを保てるように取り組むことは鍼灸師と同じであり，看護師もまさしく「いやし手」にほかならない。「いやし手」という枠組みからすれば，看護師も鍼灸師も同じ次元に立つことになる。私が治療院を開業したおりに，横田から一通の葉書が寄せら

れ，そこにはこう書かれていた。

「病める人によって生かされていることの幸せを感じて下さい」

これは看護師に贈られても，そのまま通用する言葉だろう。

2 「いやしの心」を育てる

(1) 「いやしの心」とは

横田観風は，「いやし手」にとって最も重要な問題として次のように述べている（看護師にとってわかりやすいものとするため，（　）内に注を付加）。

> 己れの心の中に「いやしの心」があって，この（看護の）道に入るかどうかである。己れに問うてみるがよい。入門の（看護師をこころざす）動機は何でも良いが，己れの心の中に，辛く苦しみ悩んでいる人を楽にしてあげたい，不安な人を安心させたいと願う心が少しでもあって，この道に入るのであろうか。「いやしの心」は施無畏の心と云い換えて良い。この心が強く湧き出てくる人ほど，道（看護の仕事を全うすること）に近いと言えよう（横田観風［2006］）。

看護に携わろうとする人であれば，ここでいう「いやしの心」にはおそらく共感できるだろう。「いやしの心」とは，すなわち「施無畏の心」とあるが，これは「畏れ無きを施す心」，つまり，自分の手にあまる畏れや不安を抱いている人をそこから解き放つ手助けをしようという仏教用語である。

(2) 「助けてくれー」の声に応じる

宮沢賢治は，「いやしの心」（施無畏の心）を，「雨ニモマケズ」ではじまる有名な詩の中で次のように表現している。

> 野原ノ松ノ林ノ陰ノ
> 小サナ萱ブキノ小屋ニヰテ
> 東ニ病気ノコドモアレバ
> 行ッテ看病シテヤリ
> 西ニツカレタ母アレバ
> 行ッテソノ稲ノ束ヲ負ヒ
> 南ニ死ニサウナ人アレバ
> 行ッテコワガラナクテモイイトイヒ
> 北ニケンクワヤソショウガアレバ

ツマラナイカラヤメロトイヒ　　　　（宮沢賢治［1968］）

　普段は小さな萱葺きの小屋に住み，問題や苦労を抱えて助けを求めているあちこちの人のところへ出向いて，それを取り除くためにはたらく姿が象徴的に語られている。この詩の主人公は引用箇所のあとで「デクノボー」と呼ばれることを望むが，誰かの「助けてくれー」という切迫した声を聞きつけたヒーロー，ヒロインがどこからともなく颯爽と現われ，悪玉を退治したり，絶体絶命の危機的な状況から声の主を救ってまた立ち去っていく，というのはドラマや漫画の典型的な展開のひとつだ。

　また，自分自身が「助けてくれー」という状態におちいり，そこから救われた経験，つまり，いやされた経験のある人は，「いやしの心」（施無畏の心）も発揮しやすいといえるだろう。なぜなら，病んだ人に共感し，親身になれるからで，インドには「病気になったことのない者を友だちに持つな」という諺があるそうだ。

(3) 身近な「施無畏者」

　仏教で「施無畏者」というと，「観世音菩薩」を指す。この菩薩はその名が示すように苦難におちいったあらゆる人びとの「助けてくれー」の「音」（声）を聞きつけて，それぞれの能力や状況に見合う姿となって現われて教え導き，危機を無化してしまう，とされる。「いやし＝施無畏の心」を持つとは，すなわち「観世音」のはたらきに参画することを意味する。

　仏教に縁のない現代人にとっては，「観世音菩薩」はあまりにもかけ離れた想像的な存在なので，自分と結びつけてとらえるのは難しいかもしれない。「雨ニモマケズ」の詩は，賢治が「施無畏者」としてのはたらきを自分に馴染む言葉で編んだ，オリジナルな「経文」のようなものである。手帳にそれを書き付け，実人生で失敗続きだった自らを元気づけようとしていたと思われる。

　しかし，現実には「観世音菩薩」は，少しも格好良くなく，特に人格者でも，立派な人でもないことも充分にあり得る。私の経験でも，普段鬱陶しく思うような年輩者が，ある局面で自分にとって「観世音」のはたらきをしていると気付かされることがある。「観世音菩薩」は，各人の能力や状況に見合った

姿となって現われるのだから，どのような姿となって現われるかはわからない。

たとえば，乳幼児にとって四六時中，面倒をみてもらっている母親が「観世音」のはたらきをする人であるとすれば，逆に母性を促す乳幼児は母親の「観世音」といえなくもない。また，病院は，たくさんの「助けてくれー」の声がある場所である。ナースコールが鳴って，病室に向かう看護師が患者にとって「観世音」のはたらきをしている，と思うのはあながち荒唐無稽なことではないだろう。

(4) 否定的な感情への気づき

ところが，私たちの「心」をのぞいてみると，「いやし＝施無畏の心」も確かにあるが，同時にそれとは反対の人を損なうような「心」（怒り，妬み，憎しみなど）があるのも事実だ。臨床の場もさまざまな人を相手にしているため，体力的，精神的な余裕を失ったときなどに，そうした否定的な感情が頭をもたげないともかぎらない。そのときは大変なエネルギーを消耗することになるだろう。子育ても母親が育児ノイローゼになれば，母子ともに「観世音」のはたらきどころではない。

自分にある否定的な感情に気づき，「いやし＝施無畏の心」をはぐくむ訓練は，いやし手にとって重要なことだが，こころの深層にかかわることだけに容易ではない。かくあるべしといった教条的，知的な操作による「いやし＝施無畏の心」は，噴出してくる否定的な感情に吹き飛ばされて大きな力にはならず，こころの奥底から自ずと湧き上がってくるようなものこそが望まれる。

看護関係の大学や専門学校のほとんどが，「人間愛」「生命の尊厳」などの高い理念を掲げている。ここでいう「いやしの心」を顧みることは，それらを単なる理念として終わらせないための第一歩ともなる。また，看護の仕事に熱意を持って取り組むうちに，こころとからだのバランスを崩してしまい，「燃え尽き症候群」に陥らないためにも必要なことであろう。

第2節　〈いやしの振る舞い学〉の発想

1　〈いやしの振る舞い学〉とは

(1)　技術だけではない全人格的な対応

　在宅療養者は，治療院に通院できる人よりも重篤な病態にあるのが一般的である。鍼灸やマッサージで往療するのは，高齢者で複数の疾患を抱えた患者の割合が多い。しかし，それだけではなく非高齢者の末期がん，脳梗塞の後遺症，現代医学でも不治とされる難病などの患者も稀ではない。

　鍼灸師あるいはマッサージ師として往療するうちに，より豊かないやしを実現するためには鍼灸治療や手技療法などの技術にとどまらない，その場に応じた全人格的ともいえる工夫が必要であると実感するようになった。それは治療院の臨床でも気付いていたことだが，さらにはっきりと自覚したことである。

　そこでの患者とのやりとりは，運動能力の不自由さや認知症があったり，発語が不能であったりすることも少なくない。そのため，メッセージの受信と発信は言葉だけではなく，身ぶり，表情，声の調子，からだへの接し方，視線の置き所など，五感を開いて，からだを通して行われる比重が大きくなる。

　言葉にしても，治療者側からの「身をもった」言葉でなければ，患者に届かないことがしばしばである。「身をもった」言葉とは，治療者と患者のどちらにとっても親身な言葉ということである。

(2)　臨床の場でのからだのあり方を自覚する

　その点は，看護の仕事も基本的には変わらないのではなかろうか。看護師はじかに患者と接し，患者のからだに触れ，からだを介したさまざまな営み，すなわち〈振る舞い〉（詳細は後述）によってはたらきかけをしていく。そのとき，自分のからだのあり方や使い方，患者のからだとのかかわり方に自覚的であることはケアの質を左右する重要なことに思われる。

　そこで私は「いやし手」としての臨床の現場での姿勢，身のこなし，気の使い方，感受性，工夫する力（創造力）などの身心の総合的なはたらきを，〈いやしの振る舞い学〉としてとらえ直してみようと思うに至った。

2　姿勢やからだの動きにある共通の法則

(1)　からだの訓練がこころや思考も変える

〈振る舞い学〉とは，坪井香譲(つぼいかじょう)が創唱する身体技法・∞気流法で用いられる言葉で，私はその稽古を25年近く続けてきた（現在，指導員）。坪井を師として，∞気流法でからだを通してつちかってきたことが，臨床の現場で活かされ，そこでのさまざまな工夫の源泉となっている。

∞気流法について簡潔に定義すれば，「人間が活きたはたらきや創造的な活動をしているときの身心のあり方，動作，身振りなどにジャンルを超えた共通の法則を見出し，〈身体の文法〉（坪井香譲［1985］）と名付け，それを元に簡素なエクササイズに編んだ身体技法」となる。

芸術表現，スポーツ，職人の技，健康法，瞑想法，武術，儀礼など，高度なパフォーマンスを実現する身体技は本来，その訓練法や稽古法に，からだだけにかかわるのではなく，精神の安定，意識の集中，直感力，言葉やイマジネーションのはたらきにまでも影響を与える仕組みを持っている。

しかし，それは，名選手が必ずしも名コーチになるとはかぎらないように，通常は意識化されていないことがほとんどである。そこに光を当て，主にからだのエクササイズを通して，身心・人や自然との交感・思考に活性をもたらそうとするのが，∞気流法の目的とするところである。

(2)　〈振る舞い〉のふたつの意味

さて〈振る舞い〉というと，「行為」「おこない」を意味すると同時に，「大盤振る舞い」などのように「もてなす」「ご馳走する」「贈る」ことをも意味している。∞気流法では，立ったり座ったり，所作することが，そのまま他者をもてなし，何かを贈っている，ととらえる。すなわち，〈振る舞い〉（おこない）は，そのまま他者への〈振る舞い〉（贈り物，プレゼント）なのである。

複数の人でひとつの作業を行うとき，互いのはたらきが調和して円滑に進むことを「息が合う」という。これはそれぞれの〈振る舞い〉がひとりよがりになるのではなく，互いの〈振る舞い〉に乗りながら乗せて，もてなす主人ともてなされる客とに同時になり，共鳴し合っている状態である。このような時は

そこにいる人たちのはたらきが相互に響きあって，思いもよらない大きな成果を呼ぶ。

〈振る舞い〉は，他者へのこころにも影響を与え，波動を送るものといえよう。ここで試しに立ち居振る舞いを表わす擬態語をあげてみる。擬態語はあることの性質を意味ではなく，音の「感じ」で表わそうとするものなので，振る舞いの性質を感覚にうったえる形で端的に示している。

「あたふた，いらいら，うかうか，おたおた，きびきび，ぎすぎす，きょときょと，こそこそ，こちこち，しずしず，しゃきしゃき，ずかずか，だらだら，つんけん，にこにこ，ねちねち，のろのろ，のほほん，のらりくらり，ふらふら，めそめそ，のそのそ，もたもた，よたよた，るんるん」など。

私たちの振る舞いは普段，これらの語感が表わすような雰囲気を意識化しているかは別にして発しており，まわりにいる人はそれを受けとめている。たとえば，「いらいら」などは下手をすると他人の「いらいら」を刺激して，場合によっては暴力沙汰にまで発展しかねない。また，看護師の「きびきび」した動作は，患者の安心感につながることもあるだろう。

(3) 何を振る舞っているか

私たちの振る舞いは，挨拶ひとつをとっても知らないうちに，他人に影響を与え，印象を残している，言い方を換えれば，波動を送（贈）っている。それがどのようなものなのか，本人は気付いていないことも多い。

振る舞い（行為し）ながら，相手にとって好ましいか，好ましくないかは別にしても，自ずと何かを振る舞って（プレゼンテーションして）いる。おりおりの所作，立ち姿，すわる姿，言葉遣い，声の調子，すべてがその人の「何か」を表わし，他人はそこからその「何か」を読み取っている。

たとえば，カーテンの開閉などのささやかなことを含め，ベッドサイドでの看護師の一挙手一投足，一言一句が，静かな水面に小石を落とすように患者のからだとこころに何らかの波紋を広げるかもしれないのである。そこに自らの〈振る舞い〉を自覚化し，〈いやしの振る舞い学〉を工夫する意味もある。

第3節　看護とは「みまもる」こと

1 「みまもる」視線，「みはる」視線
(1) 「みまもる」ことが重要な仕事

　看護は訓読すると，「看護る」となる。『字通』（白川静［1996］）によれば，「看」という字は「手＋目」から成り立ち，「手をかざしてものを見る意。手をかざして遠く望み見ることをいう」とある。つまり，視界の開けた所で遠くのものを注視しようとするときの動作が，字の形となっている。意味の詳細には，「1）みる，手をかざして見る，のぞむ。2）あう，みまう，みまもる，もてなす。3）心にさとる，えとくする」とある。

　では，「護」はどうかというと，「とりを手にする形」をかたどっており，「注意深く保護する意に用いる」とし，詳しくは，「1）まもる，かばう，すくう。2）みまもる」となっている。

　「看」と「護」ともにそれぞれ一語で「みまもる」の意を含んでおり，看護術あるいは看護学といえば，「みまもる」術あるいは「みまもる」学，そして看護師とは「みまもる」人ということになる。とりわけ「看」には，遠くのものを見ることを元の意としながらも，出会い，見舞い，見守り，もてなし等の人と人との交感に密接につながり，さらには悟りや会得といった，単に知的に理解するのとは違った身心にしみ込むような納得の意があるのは，看護が全人格的ともいえる行為であることを示唆している。

　仕事として「みまもる」ことを重要視するのは，臨床の現場における看護師にかぎらない。医療そのもの以外の分野でも人を養い育む現場にいる人，たとえば，幼児を預かる保育師，学校で児童や生徒に接する教員，老いを養うための諸施設（老人ホーム，デイサービスなど）のスタッフ，ケア・プランを練るケアマネジャー，在宅療養者の介護をするヘルパーなどにも欠かせない。そこで「みまもられる」のは，子どもの生育や教育，人のいのちや健康，生活の質などかけがえのないものばかりである。

(2) 「思い」を形にしてはたらきかける

　「みまもる」ことは，「みはる」こととは似て非なるものだ。「みまもる」の背景には，人の安心や快適さを願う思いやりがあるが，「みはる」の背景には人への疑いや警戒心がある。「みまもる」視線は温かく，好意的で，相手を受け入れようとしているが，「みはる」視線は冷たく，相手との間に距離を置き，きびしく「監視」するまなざしにつながる。人を育んだり，養ったり，もてなしたり，世話をする場では，単に「みはる」視線が優位になると相手の居心地は悪くなるばかりで，好ましい結果を生み出さない。

　先にあげた「みまもる」視線が求められる職場でも，時には視線が「みはる」方へと傾くこともありうる。たとえば，教育の現場であれば，学生には規律やけじめを身につけるように促し，成長や飛躍のために何かを突破しようとするとき，厳しい後押しが必要なこともある。臨床の場であれば，アルコール依存症の人には飲酒に歯止めがかけられるように働きかけることが望まれる。しかし，そこには相手への思いやりがあることが前提である。

　「思いやり」とは，「思い」を「やる」，「贈る」，すなわち〈振る舞う〉ことである。いうまでもなく，「みまもる」現場では，ただ手をこまねいてみていればすむわけではなく，「思い」を具体的な形にして行動し，はたらきかける必要がある。文字どおり何も手を出さずに，陰ながらみまもっているのがふさわしいこともあるが，それはそうした振る舞いを選んだということで，何もしていないわけではない。「思い」を形のある行動に移し，はたらきかけとして〈振る舞う〉（プレゼントする），それが「みまもる」（つまり看護）ということである。

2　気を放つ

(1)「気を放つ」とは

　∞気流法〈身体の文法〉のひとつに，「気を放つ」という項目がある。この「気を放つ」という発想から「みまもる」ことを見直すことは，患者との関わり方に新たな視点をもたらすことになるだろう。

　坪井香譲は，「気を放つ」の基本的な内容を以下のようにまとめている。

さまざま動作を行うとき，まず遠くを見，目線と，指先と気持ちを一致させながら，彼方へ放つ。これを古語では〈あくがれ〉——彼方へ気持ちを馳せること——という（中略）。今ある場のみに自己の気配を閉じ込めないこと。これを自覚的に行えば，自我や身体へのとらわれがうすれ，却って身も活々とする（坪井香譲［1985］）。

わかりやすくするために，もう少し具体的に述べる。

登山をしているときのことを想像して欲しい。山の中腹，鳥の声，清澄な空気のシャワーに浸りながら，樹木に囲まれて視界が開けない道が続き，足下を見つめながら歩き続けている。そして山頂に立って，ついに遠くの地平線や空まで見渡せる光景が広がったとする。

その瞬間，「わあー」という言葉にならない感嘆とともに，思わず深呼吸をしてみたくなった経験はないだろうか。胸が楽になって，自ずと呼吸が深くなっていく。つまり，空間の広がりが胸膈を開いて，息の出入をいざなっている。あるいは，実際に声には出さなくても，「やっほー」などの声を投げかけたくなることもあるだろう。また，その広大な空間を飛翔してみたいという思いにかられるかもしれない。

ここには眼前に広がった空間に身をゆだね，あずけようとする気持ちが促され，空間との交流が生まれ，広がりとつながろうとする衝動がある。それは，〈あくがれ〉の衝動といっても良い。これが，気の放たれた状態の身近で初歩的な例のひとつである。

（2）目の前の患者に「気を放つ」

〈あくがれ〉の「あ」は，語源的には「あれ」「あそこ」「あなた」などのいわゆる「こそあど」言葉の「あ」である。

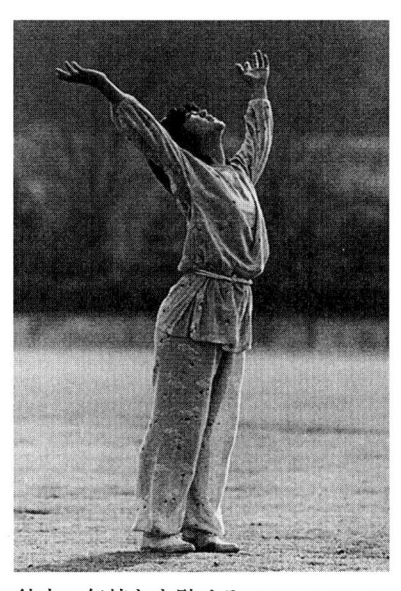

彼方へ気持ちを馳せる （写真／桑原敏郎）

したがって，〈あくがれ〉とは，「あ（れ）」という自分からは距離のある何かに「く（こ）がれ」ること，つながろうとすることを意味している。その衝動がからだとこころのエネルギーの巡りを活性化する。∞気流法のエクササイズの基礎では，海，山，空，月などへ視線を放ち，指先や掌でさわろうとするかのように腕を伸ばし，同時に足裏では大地を感じ，大地とのつながりをも充実させようとしながら動作する。

　紙面の都合で詳しくは述べられないが，伝統的なさまざまな身体技や一流のスポーツ選手たちのパフォーマンスにも，多くの場合，この「気を放つ」仕組みがそなわっている。

　これがなぜ臨床の現場と関係するのかといえば，「看護」の「看」は元来，「手をかざして遠く望み見ること」を意味していたことを思い起こして欲しい。つまり，「看」という語には，「気を放つ」という衝動がすでに包み込まれている。「人の死を看取る」という。この「看取る」は，死のプロセスをただ傍で「見ている」というだけではなく，その人の存在そのものを受けとめているような深みのある営みである。

　患者は遠くにいるわけではなく，目の前にいる。しかし，一個の人としての深みがあり，深みもまたひろがりのひとつのあり方だ。私は，死を「看取る」場合にかぎらず，そのような深みを持った存在である患者に「気を放つ」ことが，「看」ること，「みまもる」ことをまっとうするのに近づくことになると考えている。

　「みまもる」ことの基礎となる「思いやり」とは，いやし手が「思い」をその具体的な振る舞いを通して患者に「やる」，すなわち「贈る」，「プレゼントする」ことだと前に述べた。ここでその「思い」という言葉を「気」に置き換えれば，「思いやり」とは「気をやる（贈る）」ことであり，すなわち「気を放つ」のあり方のひとつであることがわかってくる。

(3) 想像力と共感する力

　村上春樹の出世作となった小説『風の歌を聴け』にこのようなシーンがある。

第8章 〈いやしの振る舞い学〉を工夫する　163

　ラジオ番組でディスクジョッキーが，リスナーからの手紙を紹介する。そのリスナーとは17歳の少女で，かなり重い「脊椎の神経の病気」で入院しており，3年間，寝たきりだった。そして，その少女のいる病室の窓からは港が見えるという。手紙を読み終えた後，彼はラジオの聴き手たちに向かって語りかけた。

　　僕は局の喫茶室でコーヒーを飲みながらこれ（手紙）を読んで，夕方仕事が終ると港まで歩き，山の方を眺めてみたんだ。君の病室から港が見えるんなら，港から君の病室も見える筈だものね。山の方には実にたくさんの灯りが見えた。もちろんどの灯りが君の病室のものかはわからない。あるものは貧しい家の灯りだし，あるものは大きな屋敷の灯りだ。あるものはホテルのだし，学校のもあれば，会社のもある。実にいろんな人がそれぞれ生きてたんだ，と僕は思った。そんな風に感じたのは初めてだった。そう思うとね，急に涙が出てきた。泣いたのはほんとうに久し振りだった。でもね，いいかい，君に同情して泣いたわけじゃないんだ。僕の言いたいことはこういうことなんだ。一度しか言わないからよく聞いておくれよ。

　　僕は・君たちが・好きだ。（村上春樹［1979］）
　ディスクジョッキーは，難病にある少女の手紙をきっかけに港へ出かけた。そこから山側の街並みを眺めて無数にある「灯り」を目にしながら，さらにそこにあるさまざまな人びとの生活に思いを馳せている。つまり，視線を遠くにやることで，想像力もはたらきはじめ，千差万別の貧富や喜怒哀楽に彩られた生への共感が発露し，普段は無意識の世界で眠っていた感情が動いたのである。ディスクジョッキーに難病の少女という個人の枠を超えた生そのものへのいとおしさがあふれ出したと言っても良いだろう。
　これも，まさしく「気を放つ」が実現された一例である。この例からもわかるように，「気を放つ」とは自分という枠を越えて，他者への想像力や共感する力にも関係してくる。〈いやしの振る舞い学〉からすれば，「気を放つ」とは，「気を振る舞う」（贈る，プレゼントする）ことといっても良いだろう。

第4節　在宅療養者の往療の現場から

1　アルコール依存症をみまもりながら
(1)　悪質な業者の手口にはまる

　M氏は80歳代前半，腰椎の圧迫骨折と変形性腰椎症とが重なった腰痛があり，その鍼灸治療のために訪問していた。戦争に行った最後の世代で，戦後は会社人間として仕事に精進して重役になり，引退後も戦友らが中心となって興した懇親会の理事をも務めるなど，リーダーシップもあり活動的な人だった。

　M氏の家庭環境は，妻は認知症のため施設に入所し，子どもは独立しているため独居で，日常生活はヘルパーが，ほぼ毎日通って世話をしていた。M氏自身にも認知症の傾向が現われつつあり，面と向かっての会話には齟齬はなく，むしろ明晰ともいえたが，記憶障害ははじまっていた。

　鍼灸治療は順調で，腰痛も着実に軽減しつつあった。往療をはじめて4ヵ月ほどが過ぎたある日に訪問すると，玄関先の様子がまったく変わっていた。門から玄関までの小さなスペースに大きな庭石が置かれ，枝ぶりのととのえられた松が植えられ，地面には敷石があり，見違えるような景観となっていた。

　しかし，M氏は，意外にもこの庭にたいへん憤慨をしている。詳しく話を聞いてみると，用聞きに来た庭師にすすめられて枯れ木を取り去ることだけを頼んだところ，クレーン車が到着して庭石や植木を運び入れる大作業の末，高額の請求をされたとのことだった。認知症や独居の高齢者を狙ったこころない業者のわなにはまったことがわかってきた。

　私はケアマネジャーを通して長男に事情を知らせ，素早く手を打ってもらい，この件は払い戻しされることで決着がついた。しかし，これをきっかけにして他の業者らの悪質な手口にはまっていることが，次々と明らかになってきた。社会的に認められる活動をしてきた人だけに，失態続きの自分を腑甲斐なく感じるようになり，治療の合間にも，「どうも最近，頭がぼけてしまって」という言葉が，頻繁に繰り返されるようになった。

(2) 高齢者の孤独感と無力感

M氏は,「健康で夫婦そろって暮らせるほど幸せなことはない」とよく口にした。しかし,足はなかなか妻のいる施設に向かない。施設に入った当初は面会に行くと,妻は自分を迎えにきたと思い,一緒に家に帰るといって涙を流すので,その姿を見るのがつらかったという。しかし,最近では施設での生活に馴染んだのか,M氏と会ってもほとんど表情を変えることもなく,交感が薄れてしまい,自分が訪れても意味がないのではないか,という葛藤があった。

老いた自分への自信喪失や妻とともに暮らせない孤独感が,こころにはりついて離れなくなったようだ。そして,若い頃から好きだったアルコールに朝から手を出すようになったのである。訪問看護師が訪れると泥酔して家の廊下に倒れ,寝込んでいるところを発見されることが,度重なった。

近所のかかりつけの医師からは,飲酒の制限を厳重に言い渡され,ケアマネジャーは,デイサービスに通うプランを立てるなど,アルコール依存を改善するための試みが切迫したものとなった。定期的に往療する私の仕事も鍼灸治療のみならず,医師やケアマネジャーのそうした試みを補助することに多くのエネルギーを注ぐようになった。

(3) 家族,ケアマネジャーや医師のプランへの協力

M氏がはじめてデイサービスから戻ってきたとき,鍼灸治療をしながら感想を尋ねると,唱歌を歌い,昼寝をするなどのいわゆる「年寄り扱い」のスケジュールに,「あんなところに行っても時間の無駄です。まっぴらご免です」と言い切った。デイサービスに行けば,その時間は飲酒などできない。そのためのプランである。それをM氏に説き,ケアマネジャーには施設でのプログラムに工夫ができないものかとも進言した。そして,皆の前で戦争体験などについて語る機会が設けられ,自分の存在感が発揮できたこともあり,次第に施設にとけこんで,デイサービスを楽しみにするまでになった。

M氏の気が向くようであれば,夫人に会いに行くこともすすめた。そして,ケアマネジャーのはからいにより,ヘルパーに付き添ってもらい,夫人に会いに行った。その翌日に訪問した際,様子を尋ねてみると,「どうも私は理屈っ

ぽい質で，妻とコミュニケーションするのにも言葉をかけることばかり考えてきましたが，手を握ってやるとか，もっとスキンシップをとったら良いんじゃないかと気がつきました」というので，私は大いに同感したものだった。

　次回の面会でM氏は，それを実践してみた。幸いにも近頃，薄れていた夫人の感情をともなった表情がよみがえり，「明日家に帰ると言いはじめて，涙が出ました」ととても喜んでいた。これで一筋の光明が射したかに思えたが，事はそう簡単には進まなく，その後，夫人のいる施設への足は遠のきがちなのが実情である。

(4)　マニュアル化できないケアとどうかかわるか

　アルコール依存症の治療はもちろん鍼灸の適応ではないので，医師やケアマネジャーのプランにゆだねるしかなく，私は腰痛の鍼灸治療をしながら，それを補助しつつ見まもるばかりである。治療をしながら，「鍼灸をすると体調が良くなるから，お酒がうまくなるんです。それがちょっと困るところです」と冗談をいうと，M氏の高笑いが，部屋に響いた。

　ここでの私の振る舞いは「本分」の鍼灸治療だけではなく，むしろアルコール依存のケアへの比重が大きくなっているが，それについては訪問看護師も担えることである。

　患者の生活の質の支えの一助となろうとする時，患者の今ある状況への気付きを深めることは重要である。しかし，実際にどこまでかかわれるかは，「本分」の仕事から離れないで，つまり「分」をわきまえながら，ケアに携わる者各人の感度，気持ち，経験，体力，時間などによって異なり，ここには決まったマニュアルがあるわけではない。家族や他の関係者との連携を重んじながら，各人がその折々にできることを創出したり，選んで行かなければならないだろう。

2　手当てにつながるからだの触れ方

(1)　わずかな介護の手違いが患者の愁訴を呼ぶ

　筋萎縮性側索硬化症の60歳代前半の女性が，自宅療養をしていた。この難病は，現代医学でもまだ有効な治療法がなく，四肢の筋肉の麻痺からはじまっ

て全身の筋肉が動かなくなる。この患者は人工呼吸器を付け，四肢と体幹の自動運動はなく，仰臥位の姿勢しか取れない。顔の表情筋の動きも次第に薄れつつあり，瞼と眼球が動くのみで，その動きで文字盤の字を追って意志の伝達をしていた。

私は自律神経失調から来るさまざまな不定愁訴に対応する鍼灸治療と，仰臥位で同一姿勢を続けていることから起こる筋疲労をほぐすマッサージのために往療していた。

感覚神経は正常であり，むしろ動けないことからより過敏になっているほどで，介護者の無造作なからだへの接し方が，痛みや不快感を呼ぶことになる。しかし，それを自分ではまったく修正できない。ベッドの横の壁には介護者に向けて，「いつもありがとうございます。バスタオルをからだの下に敷く際にタオルの端がからだに当たらないようにして下さい。端の固い部分があたると痛いそうです」との貼り紙がある。

不自然な力が少しでもからだにかかると痛みとなり，骨格のわずかなずれが，「からだがバラバラになった」という愁訴につながる。不慣れな看護師やヘルパーの訪問当初は本人が不安で落ち着かず，思うようにベッドまわりの作業ができないこともあった。意志の疎通が難しいので，看護師が病院のように手順を速やかにこなそうとすると，ここでは患者の意図することとは違う方向へ進んでしまい，患者の動揺を招くこともあった。

(2) 「切診」の要領で手を当てる

現代医学でいえば触診にあたるものを，東洋医学では切診と言う。「切」には「せまる，ちかづく。するどい，適切。深い」（白川静［1996］）などの意味がある。つまり，切診はからだの状態を皮膚の上から手掌の感覚でするどく深く迫ろうとするものである。伝統的な東洋医学の診察は，現代医学のように機器類を用いないで，主に治療家の五感等を通しての直覚的な判断となる。そのため，治療家の技量によって診察の精度に違いが出る負の側面もあるが，患者のからだへの親近性は増すといえるだろう。

ある日，この患者を訪問すると，首がずれて痛むという。私は首の付け根か

ら後頚部へと手掌を当てていった。異常のある箇所を指先でさぐろうとするよりも，患者のからだの状態を手掌に映すようなつもりで触れていった。すると，患者は愁訴がやわらいだようで，静かに寝入ってしまった。次回の訪問の際の話では，痛みが消えて眠りに落ち，私が帰ったことにも気付かなかったが，首が楽になっただけでなく，自分の手が動きそうな感じがしたという。

手を支配する運動神経が頚椎から出ているとはいえ，実際に手が動かせるようになるとは思いがたく，あくまでそういう「感じ」があったということであろう。私は特別な首の矯正法を行ったわけではなく，ただ手を当て切診しようとしていただけである。この後も，こうした首の異常は，介護動作のわずかな手違いから度々起こった。その都度，私の施術は，ほとんど手掌に首を載せてその状態を感じようとしているだけといって良いようなものである。私の手掌に何か感じられるものがあったときには，すでに患者のからだが自ら反応を起こしているということだと思われる。

(3) 手を通しての「生命共感」

独自の指圧の体系を創案した今は亡き増永静人は，触診と切診の違いについて次のようにいう。

> わたしたちが（恋人どうしならさらによい）お互いに手をとりあったとき，手を意識するならばそれは手に触れているだけです。しかしぐっと握り合う握手は手を意識するためではなく，相手の心に触れるために行うのです。手を通して心にふれるとは，相手の全体を感じ，同じ心を確かめ合うことです。外国人の習慣なので私たちは握手に慣れていませんが，それは，がっしり握り合って自分の心を示し，相手を受け入れるという生命共感の表現だと言えましょう（増永静人[1975]）。

すなわち，手を触れているその部分のみを意識するのが触診で，相手全体を感じ，受け入れる「生命共感」に至るのが切診であるという。からだに「触れる」といっても，さまざまな触れ方がある。

3 からだとからだとで対話する

(1) 言葉の話せない患者とのコミュニケーション

言葉の話せない患者の関節の拘縮をほどく施術をする場合，表情の変化，視

線の動き，からだの反応に注意することが大事であることはすでに述べた。関節の徒手矯正が，看護師の仕事になる機会はあまりないだろう。しかし，からだとからだとで対話するように進めるこの作業は，患者とのからだを介したコミュニケーションを考えるうえでのヒントになると思われる。

　85歳の男性，Y氏は自力で立つことも，寝返りを打つこともできなかった。椅子で座位になる時間もあるが，ベッドに横たわっているのがほとんどだった。言葉は，体調の良いときに「はい」などの短い返事をまれに発するくらいである。介助してベッドや椅子へ移動するとき，あるいはベッドで体位を変換するとき，からだに触れると精神的な緊張が高まり，顔を赤くしながらうなり声をもらし，からだ全体に強い筋緊張を起こす傾向があった。

　Y氏自身に果して関節をほぐすことへの欲求があるのかはあやしいところでもある。私の施術をいったい何をしているのかと不信に思っているかもしれない。また，拘縮の徒手矯正には，関節に適度な負荷をかける。その負荷に対して，「余計なことはしなくても良い」と思っていることも考えられる。まずは，私と私のやることを受け入れられることが必要である。

　Y氏はある新興宗教の熱心な信者だったという。そこで私はその宗教で日常的に唱える短い祈りの言葉を覚え，施術の前に耳元で唱えるようにした。すると，開いていた目を閉じ，聞き入るような様子になり，終わると目を開け，こちらを見るという反応が確かめられた。

(2) 眼を見てはっきりとした声で呼びかける

　往療を重ねたある日，施術中にY氏に向かって名前を呼びかけた。こうした患者へ声をかけるには，口先でもそもそ言うような声では相手に届かない。大声である必要はないが，相手の眼を見ながらはっきりとした声を患者に当てるように出す。すると，何か痰を切るような音が喉でしたかなと思った。もう一度，名前を呼びかけてみた。「はい」と聞こえたような気がした。さらにまた，呼びかけてみた。今度は，はっきりと「はい」というのが聞き取れた。毎日，ほとんど発語することのないY氏の貴重な返事を聞くことができた。

　緊張があると，上肢では特に右肘関節の拘縮が強いが，脱力できれば，ほぼ

完全に伸展することができる。脱力，すなわちリラクゼーションが促せれば，関節はほぐれてくるが，どのようにリラクゼーションを引き出すかが問題になる。Y氏の場合は，肘関節を屈曲させている上腕二頭筋そのものを揉んでしまうと，かえって緊張を高めてしまう。上体の各部を撫でたり擦ったりしながら探るうちに，頬から首の後ろにかけて静かに手を当てると，上肢の脱力を促せることがわかった。

(3) リラクゼーションを促すからだのポイントを探る

Y氏がショートステイに行った際，滞在先の施設に往療した。施術中，頬から首の後ろに手を当てていると，傍にいた看護師がその様子をみて，「顎が外れていますか」と慌てて寄ってきた。「いや，こうしているとリラックスしてくるんです」と説明しながら，右肘関節をほとんど抵抗なく伸展させた。すると，看護師は驚きの声をあげた。彼女はY氏の関節が完全に強直していて，動かないと思っていたのである。筋緊張があると，関節はそこまで硬くなってしまう程だった。

胸を軽く拍打（手のひらをやや丸め，空気の層を作りながら皮膚面を軽く叩く按摩の技法）でリズミカルに振動を加えていくと，からだがゆるんで来ることもわかった。拘縮が最も進んでいたのは股関節で，左右の大腿の内側の筋緊張が著しく，しかし，右腕の上腕二頭筋と同様にそこを揉んでしまうとさらに股関節は閉まってしまう。

胸部を手掌でやわらかく軽やかに打ちながら，完全に閉じているY氏の両下肢の隙間に私の片脚を入れ，表情に注意してその隙間をあけながら次第にもう一方の脚も入れていく。私は胸部の拍打を続けながら，自分の脚の皮膚や筋肉の触圧覚を敏感にして，Y氏の下肢の締め付けがゆるむ瞬間を感じとりながら，それを少しずつ広げることを繰り返した。

こうして首や胸部から全身に広がるリラクゼーションが誘い出せると，股関節の可動域も次第に広がっていくのである。

4 患者の〈ひびき〉を聴く

(1) 話さないでも時間を共にできること

　80歳代後半の男性を往療し，施術が終わったあと，ふたりでお茶を飲むのが通例となっていた。その時間帯は家には患者と私と二人しかいない。お茶を一緒にしながら話をすることは家族から望まれていることでもあった。認知症はあるが，その場での会話は普通に成り立ち，はるかに年下の私にも敬語を使う。寡黙な方なのでお互い何も話さずに時間が流れていくこともめずらしくない。何も話さなくても時間を共にできるようでないと，認知症の患者との関わりは難しい場合もある。

　何か話しかけるとかすかな動きではあるけれども全身が反応し，こちらへの気をそらしていないことがよくわかる。私も同様で，この患者から発せられる音にはならない〈ひびき〉のようなものを聴こうとしている。また，それは患者と私とがお互いに相手に対して「気を放っている」ことだともいえる。

(2) こころからの言葉を聞き逃さない

　ここで相手の〈ひびき〉を聴こうとすることは，単なる受動ではない。はっきりと形のあるわけではない「何か」に対して感覚を開いて意識を向けることには，感じ取ろうとするものへの積極的かつ自覚的なはたらきかけがある（この〈ひびき〉を聴くという態度は，∞気流法の稽古では重要な指針のひとつとなっている）。それは，相手を感じ取りながら，同時に相手へはたらきかけてゆこうとする，「みまもる」ことの本質とも重なってくる。

　さて，そのようなお茶の時間に，ときとして沈黙を破り，何の飾り気もなく，それしかないというような一言を聞くことがある。

　年末のこと，新年はどのような年であることを望むかについて尋ねると，すぐに「特別どうということはありませんが，ただ穏やかな年であって欲しいと思います」との応えがあった。「ただ穏やかな年であって欲しい」。何の変哲もない言葉である。若い頃であれば，あれもこれもと思うところだろうが，余計なものがそぎ落とされて，端的な思いの込められたものとして受けとめられた。こうした一語を聞き逃さないのも，患者との交感には重要であろう。

5 気持ちを動かし，からだを動かす

(1) 部屋がこころの風景を映す

80歳代半ばの女性Tさんは大腿骨の骨折をしていて鬱傾向と認知症もある。往療の目的は手技療法で筋の血行改善をはかった後，歩行訓練をして腰下肢の筋群の廃用性萎縮を防ぐことだった。庭のある一戸建て住宅に長男との二人住まいで，長男が仕事に出ている間はヘルパーの訪問時以外，ほとんど一人で過ごしていた。歩行訓練は庭を歩くのが最適だが，鬱傾向があるため，それが簡単なことではなかった。

昼でも部屋のカーテンはすべて閉め切られて，電灯がつけられ，椅子に腰かけてテレビを見るともなく見ているか，ベッドに横になっていた。陽射しや外気を入れるため，カーテンや窓を開けようとすると，即座に拒まれた。

ある日，家の中に入ると，居間の引き戸についた真っ暗なガラス窓にテレビの光が漏れ，音も聴こえていた。灯が消えているので誰もいないと思って戸を開けた。すると，Tさんがカーテンを閉ざしたまま，じっと椅子に座っていた。このとき，今，足を踏み入れている部屋が，Tさんのこころの内側そのものであるように感じられた。

庭に出て外気に触れ，草木を目にし，陽光にあたることは，鬱状態からぬけ出す良い方法でもある。私は庭に出ることを目標とし，Tさんの重い腰を自発的にあげてもらう工夫をはじめた。

(2) 人形を仲立ちにする

まずテレビは消して，Tさんと面と向かえるようにした。次にカーテンと窓を開けた。これは本人の目の前で行うと，拒否されるので，寝室にいるときは予め居間のカーテンや窓を開けておき，その後に寝室から居間へ移動してもらうようにした。当初は「何でここが開いているの」と不満をもらすが，目の前で開けるよりは受け入れられやすかった。

訪問したときに椅子に坐っていれば，立ち上がるのを促すのは比較的難しくはない。しかし，ベッドに寝ている場合は，声をかけ，会話をするなどして気持ちが上向くまで，根気よく待たなければならなかった。

第8章　〈いやしの振る舞い学〉を工夫する　173

　いつもベッドの枕元には，赤ん坊の人形が置かれていた。その人形は電動でいくつかの簡単な言葉を話す仕掛けになっていた。いつ話し出すかはわからず，録音されている言葉も「さみしいよ」「だっこして」「あそぼうよ」などのごく限られたものだ。Tさんはその人形の言葉にはまるで生きた赤ん坊に接するかのように反応をする。人形が，「さみしいよ」と言えば，「なんでさみしいの，お母さんがここにいるじゃない」と声の調子も高め，人形の襟元を調え，蒲団をかけなおす。私はこの人形を介してTさんとかかわることを考えた。

　手技療法を終え，Tさんがベッドに座ったままなかなか立ち上がろうとしなかったとき，私は人形を抱きとって部屋の戸口に立ち，「この子も庭に出たがっていますよ」と声をかけた。まさにその瞬間，人形が「どうして来ないの」としゃべったのである。まさにこれ以上ない絶好の言葉だった。もちろん，予想外に起こったことだが，集中して何かに取り組んでいると，時にこのような偶然の一致は起こるものだ。

　私は，すかさず「ほら，この子だって，どうして来ないのと言っていますよ」と言葉をついだ。Tさんは顔をゆがめ，感情をあらわにしながら，「私は脚が痛くて，歩けないよ」という。そこで「脚の痛いのはマッサージをすれば治ります」と応えると，自ら杖をとって立ち上がり，庭に出ることができたのである。

(3)　同語反覆のコミュニケーション

　雨天の日には，私自身が気に入っている絵本を持って行った。「こんなものを持ってきました」と，目の前に絵本を置いた。私にとって面白いものであっても，Tさんに関心を持ってもらえければ意味はない。反応をうかがったが，手に取ってページをめくりはじめるのを見て，ひとまず安堵した。描かれた絵について思いついたことを口にしながら，文字を指差して読んでもらった。

　「どうです，面白いでしょ」と尋ねると，すかさず「面白いね」との返答がある。こちらの言葉を反復する応えがすぐに返ってくるときは，気持ちが通じている証である。気持ちが動き出せば，からだも動きやすくなり，「じゃあ，少し廊下を歩いてみましょうか」と誘った。

庭にある樹木の中には柿の木もあり，11月になってたくさんの実をつけていた。庭に出たとき，「柿の実がなっていますよ」というと，そっちに顔を向け，「柿の実が成っていますねえ」との応えがあった。さらに「取って食べませんか」と問いかけた。「無理ですよ，あんな高い所にあるのに」と言うので，「取れます，簡単です」と応じた。

(4) 患者と共感できるものを見つける

　私は木に登って，赤い実のついた細い枝を折った。私自身，この木登りを楽しんでいるところがあった。木の傍の日だまりに椅子を置いて座ってもらい，台所から包丁をもってきて皮をむき，その場で一個ずつ食べた。実は甘く，秋の光を浴びながら，とても贅沢な時間が過ごせたように思われた。

　この後，柿の実が成っていた1ヵ月ほどは，「柿の実をとりに行きましょうか」と誘えば，難なく庭に出られる日が続いた。柿の木は庭の奥にあって歩く距離をかせげるので，歩行訓練にはうってつけだった。そうしたある日，帰り際に，「もう帰るんですか，まだ早いですよ」との言葉をかけられたのである。

　認知症と鬱傾向のある患者と気持ちを通わせ，沈んでいる気持ちを動かし，そしてからだを動かしてもらうのに，ここでは，人形，絵本，そして実のなった柿の木を仲立ちとした。それは私とTさんとの間でたまたまそうしたものが役に立ったということである。ケアを深めるには，このような何かをいやし手それぞれが現場で発見する必要がある。人形，絵本，柿の木に対して私の気持ちも動いていた，そして，Tさんの気持ちも動いていった。そうした気持ちの共鳴が起こったときに，いやしが生まれるだろう。

（朽　名　宗　観）

参考文献
アンドルー・ワイル（1996）『ナチュラル・メディスン』春秋社
横田観風（2006）『鍼灸による日本的ないやしの道』日本の医学社
日本の詩歌（1968）『宮沢賢治』「十一月三日」中央公論社
白川静（1996）『字通』平凡社
増永静人（1975）『スジとツボの健康法』潮文社
坪井香譲（1985）『メビウス身体気流法』平河出版社／[http://www.kiryuho.com/]
村上春樹（1979）『風の歌を聴け』講談社

執筆者一覧

(＊編者)

古閑 博美＊	嘉悦大学短期大学部教授（第1部1章，3章）
荒川 眞知子	相模原看護専門学校校長（2章）
箱崎 幸也	自衛隊中央病院第一内科部長（4章）
諸橋 由美子	東京都立荏原看護専門学校教諭（第2部5章）
倉田 トシ子	元山梨県立看護短期大学部教授（6章1，2節）
絹田 三千代	自衛隊阪神病院第三病棟師長（6章3，4節）
平野 良子	自衛隊仙台病院看護部長（7章）
朽名 宗観	鍼灸くちな治療室主宰・相模女子大学非常勤講師（8章）

魅力行動学®
看護教育と実践

2009年4月10日　第一版第一刷発行　◎検印省略
2011年4月10日　第一版第二刷発行

編著者　古閑 博美

発行所　株式会社　学文社
発行者　田中 千津子

郵便番号　153-0064
東京都目黒区下目黒 3-6-1
電話　03(3715)1501(代)
口座振替　00130-9-98842

© H. KOGA 2009

乱丁・落丁の場合は本社でお取り替えします。　印刷所　㈱シナノ
定価は売上カード，カバーに表示。

ISBN 978-4-7620-1943-2